U0196872

面向远程医疗的移动物联网技术

本书出版得到"国家出版基金"资助

国家出版基金项目
NATIONAL PUBLICATION FOUNDATION

面向远程医疗的移动物联网技术

医疗物联网

网络框架与技术应用

INTERNET OF MEDICAL THINGS

主　编　焦秉立

副主编　段晓辉　童云海

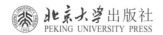

北京大学出版社
PEKING UNIVERSITY PRESS

图书在版编目(CIP)数据

医疗物联网：网络框架与技术应用/焦秉立主编.—北京：北京大学出版社，2021.6

ISBN 978-7-301-32273-4

Ⅰ.①医… Ⅱ.①焦… Ⅲ.①物联网－应用－远程医学－研究 Ⅳ.①R-058

中国版本图书馆CIP数据核字(2021)第111267号

书　　　　名	医疗物联网：网络框架与技术应用	
	YILIAO WULIANWANG: WANGLUO KUANGJIA YU JISHU YINGYONG	
著作责任者	焦秉立　主编	
责 任 编 辑	王　华	
标 准 书 号	ISBN 978-7-301-32273-4	
出 版 发 行	北京大学出版社	
地　　　　址	北京市海淀区成府路205 号　100871	
网　　　　址	http://www.pup.cn　新浪微博:@北京大学出版社	
电 子 信 箱	zpup@pup.cn	
电　　　　话	邮购部 010-62752015　发行部 010-62750672　编辑部 010-62765014	
印 刷 者	北京九天鸿程印刷有限责任公司	
经 销 者	新华书店	
	730毫米×980毫米　16开本　14印张　220千字	
	2021年6月第1版　2021年6月第1次印刷	
定　　　　价	90.00元	

编 委 会

（按照姓氏笔画排序）

王　杉　尹　岭　刘　帆　刘德培

许　玮　许利群　杜加懂　李　梅

郑世洲　胡　伟　段晓辉　席　鹏

黄安鹏　龚达宁　焦秉立　童云海

序　言

　　摆在我面前的是"面向远程医疗的移动物联网技术"的书稿，这是北京大学牵头的课题组承担新一代宽带无线移动通信网重大专项的课题研究成果的总结。移动物联网是移动通信与物联网技术的结合，这套书不是一般性讨论移动物联网，而是提出医疗应用特别是远程医疗在移动物联网技术中的解决方案。

　　本书的特点之一是面向医疗应用。医疗应用分为预防、检查、诊断、急救、治疗、护理、康复等不同阶段，它们对移动物联网的要求有所不同，城市与乡村医疗现场也有很大差别，这就决定了医疗使用的移动物联网需求的多样性。在注意到具体应用服务的特殊性的同时，本书从共性需求入手，提出了一种以人为本面向场景应用的移动物联网总体架构，从服务体系的高度回答了数字医疗中的移动物联网的组成。

　　本书的另一个特点是面向技术。移动物联网跨移动通信与物联网两大领域，覆盖感知层、通信网络层和数据平台层，从技术上看，医疗应用的移动物联网既有窄带也有宽带，有对功耗和成本敏感的应用，也有对时延敏感的应用，普遍的是对可靠性有较高的要求。在一些有特殊要求的场景，需要使用无线专用网络。本书具体分析了移动数字医疗中的各项关键技术，并展望了未来技术的发展趋势。

　　本书还有一个特点是面向产业。本书专门讨论了面向医疗的移动医疗物联网中产业链的组成，介绍了国内外有关企业在发展移动医疗物联网产业方面的战略。更难得的是本书从产业部署的角度分析了医疗物联网的专利布局，提出了推进面向医疗的移动物联网产业化的策略。

信息技术在医疗行业的应用前景很广阔，但目前还处于起步阶段，这方面的著作不多，针对远程医疗移动物联网技术的论著更是难得。本书的作者团队来自高等院校、信息技术和医学科研院所以及知名医疗机构，各领域专家合作写出这套书，这是一次很好的尝试，也值得信息技术界和医疗卫生界从业者的期待，希望激励更多有识之士投身到数字医疗领域，在医疗服务水平提升的同时促进信息技术和产业的发展，并进一步发挥信息技术在推进健康中国建设中的作用。

中国工程院　院士

自　序

　　带着激动和喜悦的心情，我们完成了本书的编写和出版工作。书中大部分内容归属于"新一代宽带无线移动通信网"国家科技重大专项"面向远程医疗和社区医疗信息化的无线物联网技术总体研究"项目的调研和研究成果。历时三年，在充分明确研究目标的前提下，围绕真正解决好群众"看病难、看病贵"这一核心问题，项目研究团队奔赴祖国的边疆地区，包括新疆、西藏和川贵等地区的医院和乡村诊所进行了翔实的考察和调研，聆听了各级医生、护士包括最基层的村医的需求和建议，同时汇集了多家大型三甲医院医护人员和相关大型医疗健康产业精英们的智慧，构建了本书的轮廓，形成了章节的精髓。感谢所有支持和帮助过我们的各个单位、相关领导及各位专家，感谢所有为本书贡献资料的项目组成员。

　　由于医疗物联网发展迅猛，结合信息技术的最新发展和全球特别是我国新型冠状病毒肺炎疫情的防控经验和成果，在本书成书之际，我们还扩展了人工智能技术和防疫的相关内容。在此，我们也特别感谢移动数字医院系统教育部工程研究中心（北京大学）的各位同人的高效工作和辛苦付出。

　　"面向远程医疗的移动物联网技术"丛书分为《医疗物联网：概念、需求与发展进程》与《医疗物联网：网络框架与技术应用》两本。前者从宏观角度简述了医疗物联网的总体架构、服务需求和对应的技术内涵、产业链发展特点，其目的是探讨各级管理层在推进医疗物联网发展的政策制定上及医疗健康行业的数字化转型方面的层次及脉络，为实现更加精细化、智能化的行业管理提供有益的参考。

第二本内容更侧重于医疗物联网技术，本书结合 5G 技术的发展，描述了大带宽、高可靠和低功耗技术及其相关要求，融合人工智能、大数据、云计算等新技术在医疗健康领域不同场景中的应用，适合相关专业学生的学习和工程技术人员作为参考。

医疗物联网的核心功效在于，将现代信息化技术运用在医疗及健康管理领域，达到提高效率、延伸覆盖范围和节约成本的目的。在国家现有医疗体系和智慧医疗的大背景下，医疗物联网必将成为合理均衡充分使用医疗资源的有效手段之一。

由于本书作者视野和水平有限，在编写过程中难免有疏忽和纰漏，为此真诚希望广大读者给予批评指正。让我们携起手来，共同参与医疗物联网的建设，让有限的医疗资源，更好更充分地惠及大众。

焦秉立

北京大学　教授

移动数字医院系统教育部工程研究中心　主任

目　　录

第一章　医疗物联网技术内涵

随着通信网络和相关技术的发展，可以发现，互联网已经成为信息交互的主要载体。而全球的网络结构极其复杂。互联网的服务质量参差不齐，医疗物联网根据传输内容的不同，对互联网的服务质量提出了不同的要求。

为了更好地将物联网技术应用于医疗卫生行业，我们需要充分了解城市和农村医疗卫生行业的不同特点，根据远程医疗、城市医疗、农村医疗的服务需求，基于国家战略，来确定医疗物联网的技术框架。

1.1　技术研究

1. 传感器技术

医疗物联网中需要使用大量传感器来收集数据，并通过网络传输到基于云的中央计算中心，中央计算中心将收集到的数据进行优化后，向执行器发出指令，提供给用户有效的信息。

传感器是医疗物联网成功的关键设备，它将感受到的信息按一定规律变换为电信号或其他所需的形式输出，以满足对信息的传输、处理、存储、显示、记录和控制等要求。传感器的特点包括：

（1）成本低，可以大量部署；

（2）体积小，部署方便；

（3）无线连接，通常无法进行有线连接；

（4）自我识别和自我验证；

（5）低功耗，无须更换电池即可存活数年；

（6）坚固耐用，可减少或无须维护；

（7）自我诊断和自我修复；

（8）自校准，或通过无线连接接受校准命令；

（9）数据预处理，减少网关、可编程逻辑控制器（Programmable Logic Controller, PLC）和云资源上的负载。

2. 低功耗技术

针对医疗物联网的低功耗要求，可以在两个方面做出优化，一是引入新的节能方式，使得传感器设备能够在没有业务传输时处于睡眠状态，增加睡眠周期，使得传感器设备待机电流能够从 mA 级别降低到 μA 级别甚至 nA 级别；二是简化通信协议栈和物理层的设计，尽可能降低每次数据传输的耗电量。

窄带物联网（Narrow band Internet of Thing, NB-IoT）是一种典型的基于待机状态的低功耗广域物联网技术，它支持三种模式：省电模式（Power Saving Mode, PSM）、扩展不连续接收（extended Discontinuous Reception, eDRX）模式和不连续接收（Discontinuous Reception, DRX）模式，可以根据业务需求灵活选择。而对于 SigFox、LoRa、ZigBee 等工作在非授权频段上的低功耗广域物联网技术，其特点是通信协议栈设计较为简单，从而实现了低功耗。

3. 无线通信技术

物联网的无线通信技术按照传输距离可以分为短距离无线通信技术和广域无线通信技术。常见的短距离无线通信技术主要有：Wi-Fi、蓝牙、超宽带（Ultra-Wide band, UWB）、ZigBee、近场通信（Near-Field Communication, NFC）等，信号的覆盖范围一般都在几十厘米到几百米之间，主要应用在局域网上。常见的广域无线通信技术主要有：工作在授权频段的长期演进（Long Term Evolution, LTE）网络、全球移动通信系统（Global System for Mobile Communications, GSM）、NB-IoT、基于 LTE 的物联网等；工作在非授权频段的 LoRa、SigFox、ZigBee 等，信号覆盖范围一般在几公里到几十公里，主要应用于远程数据的传输。

4. 信息安全技术

医疗物联网使用传感器收集的数据包含大量个人信息，因此保障这些数据的安全至关重要。常用的信息安全技术包括：

（1）物联网网络安全功能。由于物联网的通信协议、标准和设备的应用范围比较广，因此物联网的网络安全性与传统网络的安全性相比，要求更高。因此它不仅需要具有防病毒和防恶意软件入侵等传统的安全功能，还需要具有防火墙、入侵防御以及检测系统等安全功能。

（2）物联网设备对用户身份的验证。物联网设备能够对用户进行身份验证，包括利用静态密码以及更强大的身份验证机制（如数字证书、生物识别等）。

（3）物联网加密。在物联网设备和中央计算中心之间传输数据时，使用标准加密算法对静态数据进行加密，从而保证数据的完整性并防止黑客收集数据。

（4）物联网安全分析。收集、汇总、监视和规范化处理从物联网设备获得的数据，并提供可操作的评估报告，以应对可疑活动或超出既定活动范围的情况。

（5）物联网应用程序接口的安全。使用已记录的基于表现层状态转换（Representational State Transfer, REST）的应用程序接口（Application Programming Interface, API）来认证和授权物联网设备、网络后台系统和应用程序之间的数据传输。

5. 兼容性技术

医疗物联网的短距离无线通信技术包括 ZigBee、Wi-Fi、蓝牙等，这就会导致通信协议的兼容性问题，最直接的解决方案是创建通用协议，使其可用于医疗物联网的各种设备。然而，每种设备都有其自身的优点和缺点，不同的设备对协议的要求不同，这些协议在很多情况下难以统一。最佳的解决方案是可以开发支持多种协议的网关，使其能够处理各种协议，支持尽量多的设备。

6. 低时延技术

医疗物联网应用于远程手术等场景时对时延有着极高的要求，第五代移动通信技术（5th Generation Mobile Networks, 5G）是解决时延的有效方法之一。5G 在无线链路的接入上提供了一个灵活的框架来支持医疗物联网不同的服务和服务质量（Quality of Service, QoS）要求，从而满足部分业务的时延要求。

边缘计算是降低时延的又一个有效方法，边缘计算将大多数计算资源移至网络边缘，与常规的云计算集中化过程相反，其计算是在网络边缘附近进行的。边缘计算缩短了用户和计算资源之间的距离，可显著降低时延。

1.2 设备研究

医疗物联网需要部署大量的硬件设备，这些设备需要将不同的技术集成在一起，以满足医疗物联网实际的应用场景需求。

1. 传感器芯片

医疗物联网体系架构的最底层是感知层，负责识别物理对象。该层需要部署大量传感器，以完成对数据的感知与识别，其基础是各种传感器芯片。常用的传感器芯片包括：

（1）惯性传感器芯片。用于加速度计、陀螺仪、压力传感器等设备，可以测量人体运动的加速度、旋转角速度、所处海拔高度等参数。

（2）位置传感器芯片。位置传感器芯片有两类应用：一是用于人体可穿戴设备，对患者进行定位；二是用于红外传感器、射频识别（Radio Frequency Identification, RFID）等设备。

（3）电生理信号传感器芯片。用于血压、心电图、肺活量计、皮肤电反应仪等设备。

（4）图像传感器芯片。可用于感知相机，对患者活动进行智能拍摄。

（5）环境传感器芯片。用于温度计、湿度计等传感器，检测患者所处环境的温度和湿度。

（6）二进制传感器芯片。用于门、窗、灯等物体的开关控制，便于人们进行相应的操作。

2. 应用与人机交互

在与医疗物联网设备的人机交互中，除了常规交互外，还有语音交互、手势交互、视觉交互等。语音交互是目前发展较为成熟的技术之一，其研究热点有语音识别、语音合成、自然语言理解等；手势交互也得到了广泛的应用，特别是基于视觉的手势识别技术；视觉交互是由视频采集设备捕获的一系列手势图像，利用计算机视觉技术对这些图像进行识别。近年来，人类头部姿态识别技术受到国内外研究人员越来越多的关注，也出现了很多头部姿态信息的识别方法。

增强现实（Augmented Reality, AR）技术是一种新型的人机交互方式，是一种将真实世界信息和虚拟世界信息"无缝"集成的新技术，这种技术的目标就是在屏幕上把虚拟世界套在现实世界并进行互动。AR 的实现有四个基本步骤：① 获取真实场景信息，② 分析真实场景信息，③ 生成虚拟场景，④ 直接组合视频或显示。利用视频流中的场景信息和图像系统中摄像机的位置信息，计算虚拟对象的坐标到透视平面上的仿射变换矩阵，依靠输出设备显示合成场景。

3. 机器到机器（Machine to Machine, M2M）

医疗物联网的设备之间需要具备相互通信的能力。M2M 系统的主要目的是获得传感器数据并上传到网络。和数据采集与监控（Supervisory Control And Data Acquisition, SCADA）系统或其他远程监控工具不同，M2M 系统通常利用访问公共网络的方法（例如蜂窝网或以太网）来降低其成本。M2M 系统的主要组件包括传感器、RFID、Wi-Fi 或移动网络以及计算软件，计算软件可帮助医疗物联网的设备解释数据并做出决策。M2M 系统使设备之间可以交互和共享信息，而无须人工干预，从而创建"物"的智能网络。

1.3 系统研究

医疗物联网需要传输各种医疗信息，其服务质量差异很大，语音、视频和医学图像具有不同的传输质量要求，特别是医学图像对传输质量的要求极高，因为它与诊断结果息息相关，这对医疗物联网的无线通信网络造成巨大的挑战，在带宽受限的情况下，无线通信网络既要保证传输质量，又要考虑资源分配。本书将从以下三个方面予以解决。

（1）系统扩展。通信接口标准日趋成熟，但是，通信终端数据处理与数据发送之间的问题仍然没有得到很好的解决，并且网络服务质量和网络应用模式尚未成熟。因此，我们需要了解医疗物联网的各种服务需求和各种网络传输的特点，通过深入研究，提出解决方案。

（2）标准化。目前很多中小企业已经开始生产适用于低速、低功耗的无线传输数据设备。但这些设备的通用性差，数据格式各异，缺乏统一规范，因此在医疗物联网的应用中显示出较低的效率，并且不利于国家标准的形成。本书针对这一问题进行了研究，建议尽早做出技术规范。

（3）互联互通。现有的医疗物联网连接了患者—医院、医院—医院、患者—医院—药品—管理。互联互通将跨越公网和专网，实现网络之间的联通，形成数据格式的统一和保障信息的安全。

1.4　研究框架和方法

（1）研究适合我国国情的医疗物联网服务需求，针对电子健康监护体系涉及的三级医院、二级医院、社区卫生服务中心等，研究信息采集、传感器技术和异构网络的关联性，并设计无线网络的总体架构；

（2）研究"病人""医生""药品""监测设备"的信息载体属性，以便针对具体应用，方便灵活地收集信息，例如：在远程手术中的医学影像、语音和视频信息的收集和分发，电子健康档案和药品流程信息的收集和分发；

（3）研究适用于社区医疗信息化的网络，以便应对突发公共卫生事件或突发灾难引起的医疗卫生事件，规范信息分类和相应数据的处理；

（4）讨论传染病信息及相关溯源、控制、隔离信息的分类；

（5）研究网络的技术、实施和相应的成本；

（6）研究医疗信息网与物联网的共性技术和个性技术；

（7）区分设备的通用性和特殊性，研究相关的技术规范；

（8）讨论医疗物联网的应用模式、相应技术的标准化以及产业化的前景。

1.5　研究目标

医疗物联网为患者和医院之间的信息交流消除了时间和地域的限制。建立完善的医疗物联网，旨在节约医疗成本，提高医疗救治效率，促进医疗资源的均衡化，使得人人都能享受优质的医疗和健康服务。

1. 节约医疗成本

随着医疗物联网的发展，越来越多的医疗设备和可穿戴设备具有远程医疗监护的功能。远程医疗监护系统可以监测患者的各种生理参数，并对患者进行实时监测、远程诊断以及自动紧急响应等。一方面它可以对患者的许多潜在疾病进行有效预防，另一方面它可以使部分患者诊断和治疗的重点从医疗机构转移到家中，从而大大节省患者的医疗费用。例如，眼压升高会导致永久性的眼损伤（青光眼），青光眼的治疗非常困难且昂贵。如果使用传感器作为眼镜的附加组件对眼压进行远程监测，可以在眼压力达到极限时提醒患者，建议他们立即寻求医疗救治，从而防止眼睛受损，降低患者患青光眼的风险，降低医疗成本。

此外，利用医疗物联网对医疗废弃物进行监控管理，也可以避免不必要的医疗废弃物收集，为医院节省时间和成本。

2. 提高医疗救治效率

物联网技术的应用为医疗信息化的发展带来了广阔的前景，改变了传统的医疗模式，大大提高了医院的工作效率和服务质量，这主要体现在医院的临床管理和医院的设备管理两个方面。

医院的临床管理在整个医疗体系中处于核心地位，它直接担负着对病人的诊断和治疗等任务，因此将物联网技术应用于临床管理，对于提高医院的工作效率起着至关重要的作用。例如，在院前急救中，基于物联网、云计算等的智能医疗急救指挥系统优化了传统医疗急救调度系统的功能，使院前急救更加快捷高效；在治疗期间，医疗信息数据库、各类监测系统的应用在提升患者就医体验的同时，解放了医护人员烦琐的工作，满足了医院为患者提供更优质服务的需求；在院后康复阶段，智能随访系统可以有效提升患者的就医体验以及医生的工作效率。物联网技术在医院管理中的应用，改变了传统医院工作的模式，节约了人力资源，使业务流程更加简单、高效。

在医院的设备管理方面，医疗物联网进一步帮助医院实现设备的智能化管理，支持医院的医疗信息、设备信息、药品信息、人员信息的数字化采集、处理、存储、传输和共享，提高医院的整体工作效率。

3. 促进医疗资源的均衡化

目前，我国的医疗资源处于极度不均衡的状态，医疗物联网使得在医疗资源并不发达的地区的医院在必要情况下，可以与大医院实现网络互连，通过远程会诊，使患者能享受到大医院的医疗资源。此外，各类医疗信息的交互，实现了医疗资源的共享，有助于跨区域、跨医院的远程诊疗和学习，消除了地域的限制。

1.6　研究方法

医疗物联网的研究采用了自上而下、逐层深入、重点明确的原则和方法，制定了物联网整体的发展方向和产业布局的重点；提出了医疗物联网的总体架构以及适用于医疗物联网的关键技术指标，并对关键技术进行分析和初步验证；解决了医疗物联网应用层的技术瓶颈；研究对第 6 版互联网协议（Internet Protocol Version 6, IPv6）的技术支持；全方位分析了国内外已有的技术标准和发明专利，明确我国医疗物联网的重点技术。

医疗物联网的研究必须采用物联网技术研究与医疗信息化的研究两条路线并行的策略，主要的目标是把物联网的先进技术应用于医疗信息化中，壮大医疗领域的科技力量，核心是以医疗领域的"信息流"代替"人员流动"，实现智慧医疗的理想。如图 1-1 所示。

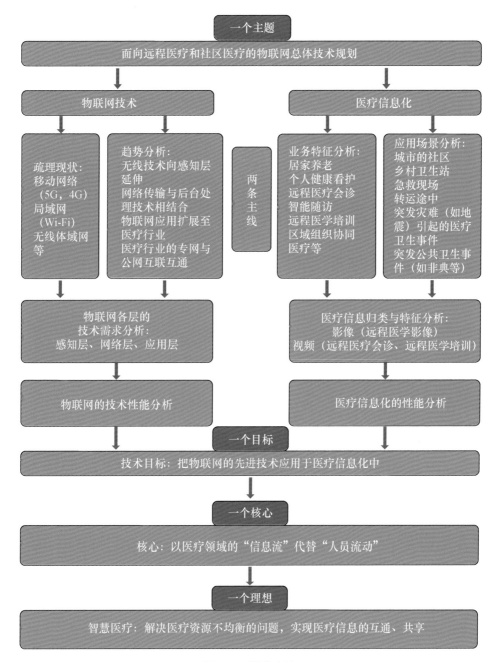

图 1-1　研究方法

2

第二章　承载典型医疗健康业务及典型应用场景及其物联网架构

2.1　前言

根据相关机构的调查和预测，我国医疗信息化的投资规模近年来大幅度增加，并很快超过 500 亿元 / 年，其中大部分用于远程医疗、医院信息系统（Hospital Information System, HIS）、电子病历（Electronic Medical Record, EMR）系统、影像存储与传输系统（Picture Archiving and Communication System, PACS）和农村医疗信息化建设。立足我国医疗信息化发展现状，并综合考虑我国医疗行业面临的问题和需求，可以看出，推动医疗信息化的实际应用，打破医院围墙，完善医疗服务模式，推进医院管理的智能化和对患者服务的智能化，提高基层医疗机构的信息化水平，满足人们对社区和农村地区医院的医疗保健需求。

2.1.1　远程医疗

远程医疗是基于信息技术和人们对医疗服务的需求而发展起来的。远程医疗将计算机技术、通信技术、多媒体技术与医疗技术相结合，实现对医疗信息的远程传输、查询和共享，进而完成对患者的诊疗。它是提高医疗水平、降低医疗开支、满足人们医疗保健需求的一项全新的医疗服务。

目前远程医疗的应用包括：检查诊断、手术指导、会诊、远程手术、远程紧急医疗救治、远程医疗监护等[1]。

远程医疗能够从对疾病的院内治疗，逐步转向集预防、急救、院内诊疗、院外监测、院后随访、康复以及日常家庭慢性病管理于一体的服务模式。更为重要的是，远程医疗能够将优质的医疗专家资源、先进的设备、信息资源和医疗服务从大城市、大医院向社区卫生服务中心、农村地区的医院延伸，扩大优势医疗资源的服务范围，实现医疗资源的优化配置，优化病人流向，缓解我国医疗资源分配不均匀的问题，满足人们健康意识的增强对医疗行业的新增需求。

远程医疗的典型应用及其基本业务特征如表 2-1 所示。

表 2-1　远程医疗的典型应用及其基本业务特征

应用场景	人群分类	基本业务特征
远程会诊	患者	• 需将远端患者的医学影像和生理参数监测报告传送至医疗中心 • 医疗中心可发起在线的多方互动的诊断与讨论
远程手术	患者	• 需将远端患者的手术现场信息传送至医疗中心 • 医疗中心可发起远程的手术指导和控制
远程紧急医疗救治	单个急诊患者	• 需急救现场与救治医院的急诊科之间信息共享 • 需在救护车上采集患者的生理参数，并将采集到的数据实时、安全地传输到救治医院的急诊科和指挥调度中心 • 救治医院可发起紧急救援病例的在线讨论和指导治疗
	群体急诊患者	• 需在事件现场同时采集受灾人群的生理参数，并实时、安全地传输到指挥调度中心 • 指挥调度中心根据传回的生理参数，快速验伤、分类和评估，安排救护车优先转运需要紧急救援的病例 • 需在救护车上，进行生理参数采集，并将采集到的数据实时、安全地传输到救治医院和指挥调度中心 • 救治医院可发起紧急救援病例的在线讨论和指导治疗
远程医疗监护	慢性病患者或老年人	• 需实时对患者的主要生理参数，进行监测并上传至监护中心 • 指标异常时监护中心发出健康提醒或预警 • 慢性病治疗周期长，需要为患者建立完善的病例档案和跟踪服务系统
	急重病患者	• 需对患者的主要生理参数，进行实时监测并上传至监护中心 • 指标异常时监护中心发出健康提醒或预警，必要时提供医疗救治服务

16

远程医疗由三个部分组成：① 医疗服务的提供者，即医疗服务源所在地，通常是具有丰富医学资源和诊疗经验的医疗机构；② 远程寻求医疗服务的需求方，可以是不具备足够医疗能力或条件的医疗机构，也可以是患者个人；③ 连接医疗服务提供者和医疗服务需求方的通信网络和诊疗设备。

远程医疗的典型业务的共同特征包括：基于物联网技术的信息共享和协同服务；医疗服务模式由面对面服务向虚拟化、网络化服务转变，从医生在医院等候病人就诊转变为医生通过网络向院外病人提供服务延伸。

2.1.2　社区卫生服务中心的信息化

社区卫生服务中心无疾病差别地向社区人群提供初级的诊疗服务，作为卫生工作的重要组成部分，社区卫生服务中心的优势地位是无可替代的，是实现"人人健康"的有效手段，也是满足人们医疗保健需求最经济、最适宜的一种方式。

社区卫生服务中心的服务功能"六位一体"（健康教育、预防、保健、康复、生育服务和基本诊疗服务），人们对健康和生活质量的需求日益增长，社区卫生服务中心面临着新的挑战。尽管社区卫生服务中心具有医疗短距离和长期不间断的优势，但社区卫生服务中心缺少医疗资源，尤其是缺少高水准的医疗资源，大量的辖区患者舍近求远，前往三级医院就诊，造成社区卫生服务中心资源的闲置，因此社区卫生服务中心急需医疗资源的合理配置。

社区卫生服务中心迫切需要通过信息化技术手段，围绕其"六位一体"的服务功能，探索适合我国国情的社区卫生服务中心的服务模式。需要加快建设以社区卫生服务中心为主体的城市社区卫生服务网络[2]；需要上下游双向畅通，上级医院超负荷的患者可以去到社区卫生服务中心，同时社区卫生服务中心难以处理的疑难病例也要及时转运到上级医院接受合理的治疗；需要以社区居民健康为中心，转变社区卫生服务中心的服务模式，为社区居民提供便捷、长期的医疗服务，甚至提供居家式医疗服务，构建以社区居民为中心的健康档案。

实现社区卫生服务中心的信息化，完善以社区卫生服务中心的服务为基础的新型城市医疗卫生服务体系，有助于形成"小病在社区、大病进医院、康复回社区"的双向转诊机制，缓解看病难、住院难和手术难的局面，引导病源的合理流动和医疗资源的合理配置。

社区卫生服务中心信息化的典型应用及其业务特征如表 2-2 所示。

表 2-2　社区卫生服务中心信息化的典型应用及其业务特征

应用场景	人群分类	基本业务特征
群体性疾病的监测	传染病人群	· 群体性监测 · 生理参数监测 · 预防和群体化干预
	流行病人群	· 群体性监测 · 生理参数监测 · 预防、预测、预警和个体化干预
特殊人群的管理	妇女和儿童	· 防丢失、防伤害 · 围产期保健 · 合理用药 · 计划免疫
	老年保健	· 防跌倒、防丢失 · 居家医疗服务 · 危险因素筛查与干预
	精神病患者	· 防伤害他人或自残 · 防走失
	慢性病患者	· 防救治不及时 · 防病情恶化 · 长期的病情管理

对社区卫生服务中心信息化的典型应用进行分析可知，社区卫生服务中心信息化的方向分为两类：一类是将社区卫生服务中心定位为服务于社区的完整的中小型医院，借助信息化提高其医疗水平；另一类是以居民健康为中心，为社区居民提供便捷的（甚至是居家的）初级诊疗、慢性病管理和康复服务。

社区卫生服务中心信息化的典型业务的共同特征包括：① 侧重群体性疾病的预防控制等公共卫生服务，一般常见病及多发病的初级诊疗服务，慢性病管理和康复服务；② 侧重长期的健康管理和居家医疗服务。

2.1.3　农村医疗信息化

目前医疗信息化的内容主要有：医疗机构的信息化、基层卫生的信息化、区域医疗的信息化、远程医疗的信息化和移动医疗的信息化等。我国医疗信息化如表 2-3 所示。

表 2-3　我国医疗信息化

分类	信息系统	备注
医疗机构	医院信息系统	包括入院、出院、病程、会诊、转诊、手术、医嘱等，终端是医生工作站、护士工作站、村医工作站
	电子病历系统	
	实验室信息系统	
	影像归档和通信系统	
	医生工作站	
	护士工作站	
	村医工作站	
基层卫生	居民健康卡	
	居民健康档案	
	全民健康体检	
	妇幼保健	
	慢性病管理	
	老年健康管理	
	精神病管理	
	传染病管理	传染病上报与患者管理
区域医疗	医疗健康档案	区域办公自动化系统
	居民健康卡	
	医疗服务监督管理	
	卫生监督执法	
	卫生行政办公系统	
远程医疗	远程医疗业务管理	包括网络挂号、寻医问药等，终端是专家桌面、移动医生终端、互动电视终端等
	远程医疗电子病历管理	
	远程医疗医学影像管理	
	交互高清视频系统	

续表

分类	信息系统	备注
移动医疗	移动院前急救	包括移动病历采集、移动健康咨询等
	移动慢性病管理	
	移动预约挂号	
	移动健康咨询	
	移动健康监测	
	移动支付	

在技术层面，我国农村医疗信息化总体架构自顶向下可分为四层，分别为平台用户层、平台应用层、数据整合层和基础设施层，如图 2-1 所示。

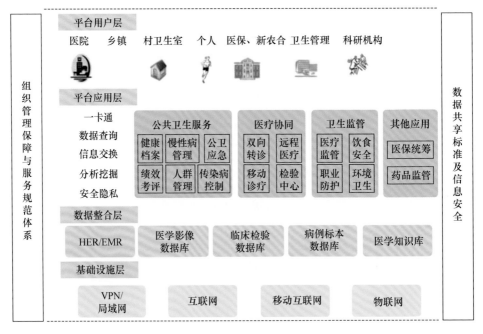

图 2-1　农村医疗信息化总体架构

医疗信息化建设虽然有了很大的进步，但并没有充分发挥其作用。究其原因，主要有：① 信息孤岛问题没有得到根本解决，大医院和农村地区医疗机构的信息不能共享，以病人为中心的连续服务和双向转诊很难真正开展起来；
② 个人没有作为主体参与到居民健康档案建设中，积极性没有被调动起来；
③ 主要依赖传统互联网，缺乏与移动互联网的联合应用，从而限制了医疗健
康服务向农村地区延伸；④ 最后一公里问题尚需解决，许多边远地区固网铺
设成本高、卫星成本高，医疗物联网只能到县，很难到镇（乡）或村。

移动远程医疗系统与有线网络远程医疗系统有很大的区别，它不仅仅是
加入了移动网络的元素，更重要的是改变了整个远程医疗的结构和平台，使
得医疗监护服务和医疗保健服务得到保障。我国城乡医疗资源的分布存在明
显的地域性，分布不均是制约我国医疗卫生事业发展的症结。因此，积极推进
医疗物联网在农村地区的应用对我国医疗卫生事业具有重要意义：第一，可以
使患者获得更先进的医疗资源，也可以通过线上学习提高农村地区医院的医疗
水平[3]；第二，农村地区的患者转诊比例高、医疗费用昂贵的问题也可以得到
缓解。

2.1.4　数字化医院

数字化医院典型应用及其业务特征如表 2-4 所示。

表 2-4　数字化医院典型应用及其业务特征

应用场景	对象	基本业务特征
医疗设备、物资管理	医疗设备	· 设备标识、定位、管理、监控 · 识别患者、监控设备，减少医疗设备使用时的私自收费、漏收费、人情费等
	特殊药品	· 对特殊药品（贵重药品、毒性药品、麻醉、放射、疫苗等）的使用进行重点监控 · 对特殊药品的储存（环境的温度、湿度，时间等）进行管理
	检验标本	· 门诊患者和住院患者的标本数据实时采集系统 · 实时监督标本的运送、登记、分类，设备检验，废物回收处理等环节
	血液	· 从献血开始在血袋上记录献血者基本信息和血液生物信息的 RFID 标签
	器械包	· 在手术后对手术器械包的回收消毒流程进行全程监控

续表

应用场景	对象	基本业务特征
临床信息系统	门诊输液	· 接待患者量大、人群集中、流动性大 · 门诊输液药品、器材种类繁多
	移动医护	· 住院患者身份自动识别 · 患者信息实时获取 · 实时下发医嘱并准确及时执行 · 护理及查房任务的自动提醒 · 多科室、多部门的协同
	数字健康病房	· 通过健康终端实现医患人员之间的沟通与交流 · 患者与家人远程交互、患者住院服务
	慢性心血管疾病远程监护	· 需实时对慢性心血管疾病患者的主要生理参数或病理参数，进行监护并上传至监护中心 · 指标异常时监护中心发出健康提醒或预警 · 严重时提供紧急救助，争取有效抢救时间
人流、物流管理	患者	· 患者无线监控和跟踪 · 患者身份的自动识别以及患者的求救、求助
	医务人员	· 医务人员自动考勤 · 院内位置定位、跟踪 · 院内工作生活一卡通管理
	医疗废弃物	· 对医疗垃圾的收取、称重、运输、焚烧等过程进行监控，收集和分析数据

对数字化医院各典型应用分析可知，数字化医院典型业务的共同特征是管理的自动化、网络化和智能化。一方面是以患者医疗需求为导向，实现对疾病的预防、保健、诊疗、护理等业务管理的自动化、网络化和智能化；另一方面是医院行政管理和物资管理的自动化、网络化和智能化，实现对医务人员药品、医疗器械的高效管理。

2.2 典型应用场景——重大慢性病应用

2.2.1 慢性病管理应用

随着我国人口老龄化的加快，慢性病患病率和病死率不断上升，社区居民对慢性病的卫生服务需求快速增长。因此，社区慢性病防治工作是一项长期的系统工程。目前，已有多家社区卫生服务中心利用信息技术对社区居民实施健康档案管理，对肿瘤和糖尿病等多种慢性病采取预防保健措施，有效提高了社区慢性病的防治和管理水平。以糖尿病的管理方式为例，如表 2-5 所示。

表 2-5 慢性病管理信息化需求——以糖尿病管理为例

事件描述	基本功能	医疗物联网需求
社区王医生为糖尿病患者张大爷查血糖，并预约下次测量时间；在健康档案中记录当次血糖值，并预测血糖变化趋势；张大爷回家用自己的手机查看血糖记录，并收到提醒服药短信	糖尿病健康计划管理；糖尿病健康档案决策支持；糖尿病患者自我管理；糖尿病患者治疗评价；隐私保护	移动终端糖尿病健康计划管理提醒；移动终端糖尿病档案决策支持系统；移动终端糖尿病患者自我管理；移动网络环境下的隐私保护

通信技术与计算机技术的快速发展实现远程医疗的典型应用包括远程医疗监护、远程医疗救治、远程会诊等，其中远程医疗监护由传感器采集人体各项生理参数，将生理参数通过网络传输到监护中心供医生分析，医生根据患者实际情况出具相应诊断意见。

远程医疗监护对于行动不便的老人，可以及时发现其发病先兆，提供给医护人员预警，显著降低老年人群发生危险的可能性。远程医疗监护符合人们对健康的需求，随着技术不断创新，远程医疗监护的内容将日趋丰富，医患双方的信息交互将更加便捷。

2.2.2 信息交互系统架构设计

北京大学人民医院提出的实景医学模式，如图 2-2 所示，是利用医疗物联网技术采集患者自然生活状态下的生理参数，通过无线通信技术将其传输到中心医院供医生进行特征分析之后，反馈给患者或者社区卫生服务中心的医生。

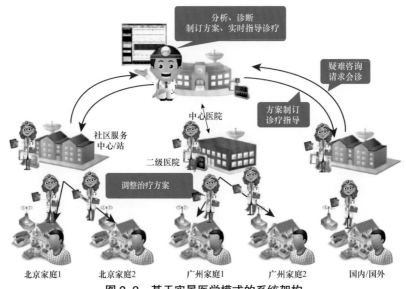

图2-2　基于实景医学模式的系统架构

在实景医学模式下，涵盖的医疗卫生服务非常广：如公共卫生服务、远程医疗监护服务、远程医疗救治服务；涉及的环节多：如医疗中心、社区卫生服务中心、公共卫生服务机构和急救体系等。

实景医学模式能够从疾病早期预警、监测诊断、诊疗评价、康复指导和紧急医疗救治多层次覆盖生命周期内的医疗卫生事件。例如对高危作业人群和高危风险人群的早期预警；为睡眠障碍和眩晕人群提供监测诊断；为心衰控制、术后镇痛等提供诊疗评价；为帕金森病患者提供康复指导；为突发灾难和突发公共卫生事件提供紧急救援。如图2-3所示。

健康环节	对应健康事件
早期预警	高危作业人群 高危风险人群等
监测诊断	ED 睡眠障碍 眩晕等
诊疗评价	心衰控制 术后镇痛
康复指导	帕金森病
紧急救援	突发灾难事件 突发公共卫生事件

图2-3　实景医学模式下的医疗卫生事件

2.2.3　典型应用场景

1. 无线心电监测

这里，我们先要描述一种心脏疾病——慢性心衰。它在我国存在患病率高、病死率高和医疗费用高的特点。患病率高，2000 年开展的我国全国性心衰流行病学调查结果显示我国 35 ～ 74 岁人群中，慢性心衰的患病率为 0.9%，根据《中国心血管报告 2018》调查结果，在过去 15 年间，我国心衰患病率增长了 44%；病死率高，患病五年内生存率低于乳腺癌、大肠癌和卵巢癌，其病死率多年来居高不下；医疗费用高，在我国慢性心衰的平均治疗费用为 10 000 元 / 年。

慢性心衰的治疗目的主要是预防患者心力衰竭的恶化，延长患者的寿命，提高患者的生活质量，其治疗手段主要依靠药物、外科手术和器械，但这些手段缺乏对这种慢性疾病的有效管理和监护。大量流行病学研究表明，住院治疗不能明显降低慢性心衰患者的病死率，院外治疗是大多数慢性心衰患者重要的治疗方式，目前对于慢性心衰患者缺乏必要的监护，如不能及时发现病情的变化，往往将错失最佳治疗时机。国外研究也表明，对慢性心衰患者进行长期的症状监护可以有效降低患者再次入院率。

无线心电监测系统是治疗慢性心衰的最重要的监测系统，它由七个子系统组成：无线心电监测信号采集和处理子系统、无线心电监测用户管理子系统、无线心电监测咨询预约子系统、无线心电监测专家会诊子系统、无线心电监测知识教育子系统、无线心电监测预报警示子系统、无线心电监测统计和分析子系统。

无线心电监测系统对通信的基本要求如下：

（1）安全性：由于包含了患者的临床信息，因此对通信的安全性要求较高。

（2）隐私保护要求：具有隐私保护需求。

（3）终端功耗要求：对终端功耗要求较高。

（4）服务质量要求：在实时监测时，对实时性、优先级的要求都比较高；在一般性心电预警时，对可靠性的要求较高。

2. 居家慢性病管理

可穿戴传感器是医疗物联网的应用之一，它利用网络和其自身的优点，采集患者的生理参数，或者长期收集患者的生理参数，对了解患者健康状况以及研究疾病都很有帮助[3]。此外智能胶囊、智能护腕等智能健康监测产品将会得到广泛的应用，并与智能手机相结合能有效地监测和传输健康数据。

以慢性病管理为例，一方面可以通过远程监测居民的血压、动态心电图、体温、血氧饱和度等指标，建立完整的居民健康档案，实现居民生理参数的定期监测和上传，并由健康服务团队进行分析和诊断，通过语音、视频或者短信的方式进行健康指导，对于慢性心衰、高血压等常见慢性病患者由医护人员进行远程的指导、干预；另一方面，通过救治系统，实现对患者的定位和患者在紧急情况下的一键求助，如图2-4所示。

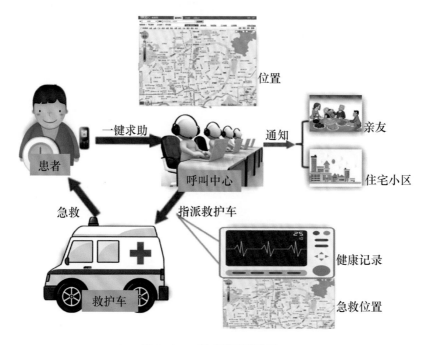

图2-4 一键求助系统架构

居家慢性病管理对通信的基本要求如下：

（1）安全性：由于包含了患者临床信息，因此对通信的安全性要求较高。

（2）隐私保护要求：具有隐私保护需求。

（3）终端功耗要求：对终端功耗要求较高。

（4）服务质量要求：在实时监控时，对实时性、优先级和可靠性的要求都比较高；在一般性心电预警时，对可靠性要求较高，对实时性和优先级要求不高；一键求助的应用，对实时性和可靠性的要求较高。

2.3　典型应用场景——农村地区应用

2.3.1　顶层架构设计

农村地区医疗物联网的技术架构一般包括"云"技术层、"管"技术层、"端"技术层和用户层，其中用户层为使用医疗物联网的各种相关用户，该架构充分体现了面向农村地区的以人为本的医疗物联网的设计思路，如图 2-5 所示。

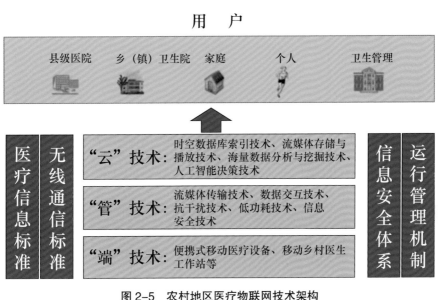

图 2-5　农村地区医疗物联网技术架构

在这一技术架构中，"云"技术主要指数据存储和数据利用涉及的技术；"管"技术主要指数据传输涉及的技术，这些技术实现数据传输的实时性、交互性和可靠性，还要确定不同数据传输的优先级顺序；"端"技术主要指移动数据采集端，技术上要求医疗数据采集设备具有抗干扰、低功耗和低辐射等特点。

数据存储需要解决海量数据的存储问题，涉及时空数据库索引技术、流媒体存储与播放技术、海量数据分析与挖掘技术、人工智能决策技术等。

数据传输需要解决海量数据传输的实时性和可靠性问题，涉及流媒体传输技术、数据交互技术、抗干扰技术、信息安全技术以及低功耗技术等。

2.3.2　典型应用场景

1. 远程会诊

远程会诊是医疗机构之间利用现代化通信工具，采用离线或在线交互的方式，对患者及其病史、检查结果进行分析，完成病情诊断，进一步确定治疗方案的新型诊疗方式。适用于基层医务人员或医疗机构向上级医务人员或医疗机构的远程会诊申请，专科医院和综合性医院之间提出的相互会诊请求。

远程会诊对通信的基本要求：

（1）安全性：对通信的安全性要求一般，满足基本的通信安全。

（2）隐私保护要求：具有隐私保护需求。

（3）终端功耗要求：对终端功耗没有要求。

（4）服务质量要求：远程会诊有离线和在线交互两种方式，离线交互方式对可靠性要求较高，实时性和优先级要求较低；在线交互方式对可靠性、实时性和优先级有较高要求。

2. 远程影像诊断

远程影像诊断是以影像资料为核心临床资料的远程诊断。适用于基层医务人员或医疗机构向上级医务人员或医疗机构提供患者临床资料和影像资料，包括放射影像资料、B超影像图谱以及视频资料，由上级医疗机构组织相关人员对这些资料进行分析、判断，并给出相应的诊断报告。

远程影像诊断对通信的基本要求：

（1）安全性：由于包含患者的各种病历信息等，因此对通信的安全性要求较高。

（2）隐私保护要求：具有隐私保护需求。

（3）终端功耗要求：对终端功耗要求较低。

（4）服务质量要求：远程影像诊断对实时性和优先级要求不高，对可靠性要求较高。

3. 远程心电诊断

远程心电诊断是以心电图为核心临床资料的远程诊断。适用于基层医务人员或医疗机构向上级医务人员或医疗机构的远程心电诊断申请，并提供患者临床资料和心电资料，由上级医务人员给出诊断意见和报告。

远程心电诊断对通信的基本要求：

（1）安全性：由于包含患者临床信息以及心电图信息等，因此对通信的安全性要求较高。

（2）隐私保护要求：具有隐私保护需求。

（3）终端功耗要求：对终端功耗要求较高。

（4）服务质量要求：远程心电诊断在院前急救时，对实时性、优先级以及可靠性的要求较高；在一般性远程心电诊断时，对可靠性要求较高，对实时性和优先级要求不高。

4. 远程监护

远程监护是对基层医院的危重症患者和居家的慢性病患者进行实时远程监护服务。主要是对患者的连续、动态的监护，以便让医生及时了解患者的状况，进行针对性的诊断。

远程监护对通信的基本要求：

（1）安全性：由于包含患者临床信息以及各种监测信息等，因此对通信的安全性要求较高。

（2）隐私保护要求：具有隐私保护需求。

（3）终端功耗要求：对于重症监护，终端功耗要求较低；对于慢性病监护，终端功耗有较高要求。

（4）服务质量要求：远程监护对服务质量有较高的要求。

5. 远程病理诊断

远程病理诊断是以病理资料为核心临床资料的远程会诊。主要用于当基层医疗机构由于设备条件落后或不具备该技术时，可以向上级医疗机构申请远程病理诊断申请，上级医务人员根据申请内容和申请医生提供的病理资料进行会诊，并给出诊断意见。

远程病理诊断对通信的基本要求：

（1）安全性：由于包含患者临床信息以及各种监测信息等，因此对通信的安全性要求较高。

（2）隐私保护要求：具有隐私保护需求。

（3）终端功耗要求：无终端功耗的要求。

（4）服务质量要求：远程病理诊断对可靠性的要求较高，对优先级和实时性要求较高。

6. 远程手术示教

通过远程会诊和视频技术，对临床诊断或手术现场画面进行全程实时记录和远程传输，使之用于远程教学、远程观摩等。

远程手术示教对通信的基本要求：

（1）安全性：对临床诊断和手术现场进行共享，对通信安全性要求一般。

（2）隐私保护要求：具有隐私保护需求。

（3）终端功耗要求：无终端功耗的要求。

（4）服务质量要求：对可靠性的要求较高，对优先级和实时性要求较低。

7. 远程双向转诊

医务人员根据患者病情治疗的需要，在上级和基层医疗机构之间实现转院的过程，基层医疗机构不具备患者病情治疗所需的技术和设备时，可以通过系统向上级医疗机构提出转院申请；上级医疗机构根据患者治疗的进展，认为无须在上级医疗机构继续治疗，可以将患者转到所在的基层医疗机构继续治疗。适用于医疗机构对转入、转出患者的管理过程。

远程双向转诊对通信的基本要求：

（1）安全性：远程双向转诊对安全性要求较低。

（2）隐私保护要求：远程双向转诊对隐私保护要求较高，保护患者信息不能被泄露。

（3）终端功耗要求：远程双向转诊对终端功耗要求不高。

（4）服务质量要求：远程双向转诊属于日常业务管理范畴，对业务优先级、可靠性要求较低，无实时性（延迟性）要求。

8. 远程教育

借助医疗物联网系统，专家通过语音、视频和课件等方式为基层医务人员提供业务培训，包括教学、病案讨论以及技术支持。

远程教育对通信的基本要求：

（1）安全性：远程教育对通信的安全性要求较低，满足基本信息安全要求即可。

（2）隐私保护要求：满足基本隐私保护即可。

（3）终端功耗要求：对移动终端功耗要求高，能够支持较长的在线学习或视频观看。

（4）服务质量要求：远程教育属于日常业务管理范畴，对业务优先级、可靠性要求较低，能够满足一般实时性要求即可。

9. 移动支付

通过移动终端和移动通信网络，村医可以上门为村民看病开药，并能通过移动在线支付平台，直接进行新农合账户支付，方便村民不出村看病，实现新农合及时报销结算，减轻村民就医负担。

移动支付对通信的基本要求：

（1）安全性：移动支付对通信的安全性要求较高。

（2）隐私保护要求：移动支付对隐私保护要求较高，保护村民新农合账户及健康信息不能被泄露。

（3）终端功耗要求：移动支付对终端功耗要求不高。

（4）服务质量要求：移动支付属于日常业务管理范畴，具有业务优先级，可靠性要求较高，有实时性要求。

10. 移动卫生监督及执法

通过移动终端和移动通信网络，卫生管理机构及人员可以进行管辖区域内卫生信息查询，移动卫生监督及执法，提高农村卫生监督效率和执法能力。

移动卫生监督及执法对通信的基本要求：

（1）安全性：移动卫生监督及执法对通信的安全性要求较低，满足基本信息安全要求即可。

（2）隐私保护要求：满足基本隐私保护即可。

（3）终端功耗要求：对移动终端功耗要求高，能够支持较长时间的在线查询或视频观看。

（4）服务质量要求：移动卫生监督及执法属于日常业务管理范畴，对业务优先级、可靠性要求较低，能够满足一般实时性要求即可。

2.4　典型应用场景——突发救治应用

2.4.1　突发救治服务

目前国内大部分城市都有向国际化大都市发展的特征，经济发展迅速，人口稠密、结构复杂，对医疗急救水平要求较高，但目前尚未建立高效的紧急医疗救援体系。就北京来说，研究机构对北京市内各医院创伤、心血管、脑卒中等急性病症发作的救治现状进行调研后发现，有的医院创伤相关科室设置不齐全，各医院疾病救治能力差别较大，有时重大急症患者很难被及时转运到有救治能力的医院。

研究机构对疾病急救流程现状调研发现，患者获得现场救治的比例较低，现场救治医生不能获得患者发病前若干时段内有关就医（如有）的电子化医疗信息，无法对患者进行有效、全面的医疗救治。转运时间较长，中间转院比例较高，到达医院前和医院联系的患者比例较低，未能联系的主要原因是缺乏高效的信息传输设备以及网络不通畅。来院就诊前与救治医院缺乏必要的联系，到达医院后得到有效救治的等待时间较长。有的救护车上虽然加装了无线传送装置和心电监护仪，但也只能和救治医院进行普通的语音和文字信息联系，不能将患者的心电图、血氧饱和度、血压、脑电图等生理参数，特别是有效的心电图、脑电图实时向救治医院传输；不能将患者的基本个人信息、基本病情、已经开展的治疗措施、病情的发展变化等详情实时向救治医院传输，造成救治医院不能第一时间了解患者的具体病患情况。在此背景下，建立一套完整的、安全的、实时的、集成的突发救治信息管理系统对患者的抢救是极为必要的。

2.4.2　系统架构设计

实景医学指的是人们在医院地域范围之外接受的实时适当的医疗服务；移动医学指的是人们在移动中接受的医疗服务，其主要应用领域为医疗急救。实景医学和移动医学的本质是将目前被动式的医疗服务向主动式医疗服务转化，突发救治服务对二者均有要求。

突发救治信息管理系统架构主要包括以救护车为平台的信息采集终端、移动通信服务和移动急救信息系统,信息采集终端负责采集危重患者的生理参数,登记患者病案信息,并实时传送到救治医院,实现远程监控和远程指导现场救治,同时为救治医院急救方案的制订和救治准备工作提供条件,如图2-6所示。

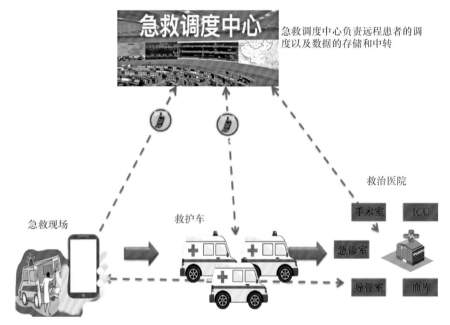

图2-6 突发救治信息管理系统架构

2.4.3 典型应用场景

首先,救护车的医护人员可在患者上车前获取患者的个人信息和基本病情,使得救治医院可以快速了解患者的情况,并做到尽可能准确地判断病情;随车医护人员可以提前制订患者急救方案并准备抢救的相关设备材料,真正达到随到随治的目标。

其次,在救护车开往救治医院的途中,患者的生理参数在救治医院设置的中心监控站上实时显示出来,接诊此患者的医护人员在了解到患者患病的基本状况后,可以实现远程监控,也可以通过与救护车上的医护人员进行语音、视频、文字的即时通信,指导现场的基本救治。而此时,救治医院的急诊科、重症监护室、手术室或血库可以尽早制订患者到达后的抢救方案,安排生化全套

33

检查、准备救治物资，为患者到达医院后的抢救赢得宝贵的时间。

通过突发救治信息系统的集成化优势，救治医院可以将患者资料共享至区域内其他定点医院，实现远程会诊，达到医疗资源优势互补的目的，进一步提升急救医疗服务保障水平。

在没有专业系统支撑时，急救过程各个环节之间基本是靠语音进行沟通，如果交流受限，更无从谈起远程诊断。而在突发救治信息系统平台建成之后，急救现场、救护车、急救调度中心、救治医院的接诊科室之间成为有机的整体，各环节之间的信息交互更加通畅、全面、准确，而最大的受益者则是被救治的患者，这是革命性的技术创新，更是医疗信息化领域又一重大成果。

该应用场景的主要特点是移动转运，包含了转运过程中患者信息的实时传送、中心调度、远程指导救治、临床医疗咨询等，特别是在救护车快速移动环境下，患者生理参数的实时传送以及患者个人信息的提前准确告知，对患者的及时抢救具有重要意义。突发救治信息、系统中的救护车上需要配置无线接入设备、高清显示器、高清摄像机、麦克风等。为保障救护车快速到达救治医院，还需要交通部门的配合，实施道路交通流量的控制，如图2-7所示。

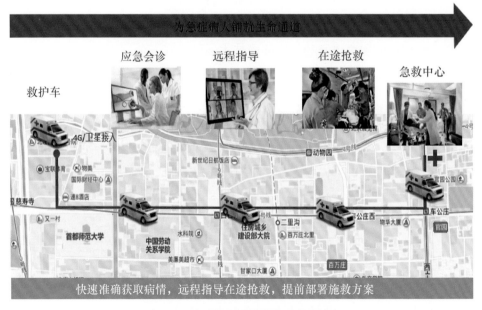

图2-7　突发救治信息系统中的救护车

突发救治信息系统对通信的基本要求：

（1）安全性：由于包含患者的临床信息以及个人信息等，因此对通信的安全性要求较高。

（2）隐私保护要求：具有隐私保护需求。

（3）终端功耗要求：对终端功耗要求较低。

（4）服务质量要求：典型应用场景如远程心电诊断对实时性、优先级以及可靠性的要求都比较高。

2.5　典型应用场景——就诊人群应用

2.5.1　医院就诊服务

医院信息化建设以及对物联网技术的需求，可以从三个方面分析：以管理为核心的物联网技术需求分析、以医疗为核心的物联网技术需求分析和以患者体验为核心的物联网技术需求分析。管理方面主要涉及医院内四大物流的追溯定位、医院内工作人员的追踪定位以及普通患者和新生儿的追踪定位需求；医疗方面主要涉及利用物联网技术保障医疗安全，提高医疗服务效率和质量；患者体验方面主要涉及利用通信技术实现医患互动和个性化医疗服务等。

将需求分类整理之后，物联网技术在医院的应用路线：首先，依托医院信息管理系统，将医护工作站从桌面延伸到了病床旁，完成医院信息管理系统的全面覆盖，实现信息化的"最后20米"；其次，通过流程再造，改进和细化工作流程，应用条码识别技术，提高工作效率和医疗质量，提升患者就医体验；再者，加强"以病人为中心"的服务理念，打通医院内外数据整合的通道；最后，利用传感器技术，参与诊疗过程，如图2-8所示。

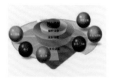 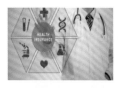 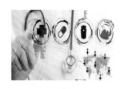 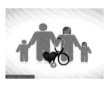

（1）医院信息管理系统的全面覆盖　（2）流程再造，提升患者就医体验　（3）打通医院内外数据的整合通道　（4）利用传感器技术参与诊疗过程

图 2-8　物联网技术在医院的应用

2.5.2　系统架构设计

在国家政策指导下，各级各类医院都开始建设各具特色的信息系统，包括电子病历系统、医院信息系统、影像存储与传输系统、实验室信息管理系统等。这些系统都能产生医疗数据，为了保证这些复杂、离散的临床数据可以共享，方便数据挖掘和扩展区域医疗，需要在现有信息系统的基础上，实现系统之间的数据共享，形成一体化的医疗信息系统——医院信息集成平台，如图 2-9 所示。

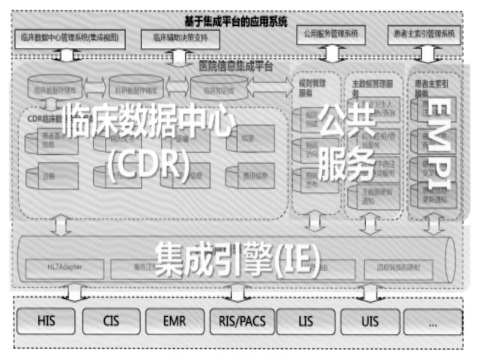

图 2-9　医院信息集成平台

医院信息集成平台主要包括集成引擎、临床数据中心、公共服务和患者主索引四个部分，如图 2-10 所示为集成引擎的架构。

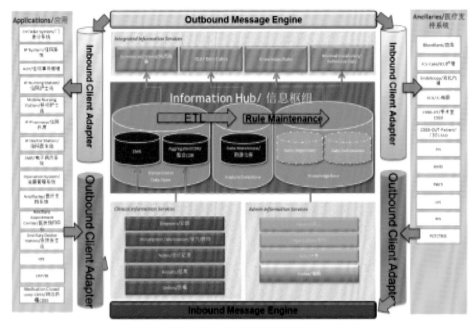

图 2-10 集成引擎的架构

患者主索引（Enterprise Master Patient Index, EMPI）是 20 世纪末出现的医疗信息化专业用语，简单来说，它是患者基本信息检索目录。其主要用途是在一个复杂的医疗体系内，通过唯一的患者标识将多个医疗信息系统紧密地关联起来，以实现各个系统之间的互联互通，保证对同一患者分布在不同系统的个人信息采集的完整性和准确性。建立 EMPI 是多个医疗信息系统之间集成资源共享和建立健康档案的先决条件。

2.6 典型应用场景——医患互动系统

医患互动系统旨在为医院建立一套基于移动终端的应用服务系统，为医患双方提供交流平台。在医院现有的"一站式"服务系统的基础上，增加手机服务通道，使者可以通过手机进行挂号预约、挂号费支付、检验检查结果查询、医院各项公开信息查询等操作；使医院在患者就诊前对其进行初步评估、智能分诊、匹配度判断，在就诊后对其进行合理划分，有效地整合医疗资源。该平台坚持以服务患者为中心，提升患者就医体验、提高医院服务效率、简化医疗流程。建立在医院信息集成平台上的医患互动系统架构与流程如图 2-11 所示。

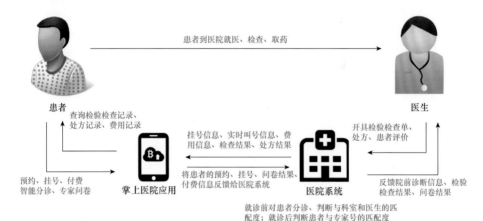

图 2-11　医院信息集成平台上的医患互动系统架构与流程

以检验检查结果查询为例，患者可以在移动终端上查询化验结果，查询诊断结果、处方、药物的用法用量。患者也可以在移动终端上查看自己当前的检验检查报告所处的环节，以便患者及时获取结果，合理安排等待时间，如图 2-12 所示。

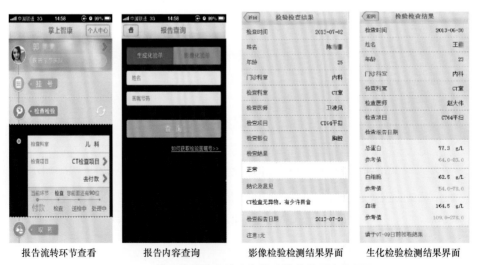

报告流转环节查看　　　报告内容查询　　　影像检验检测结果界面　　生化检验检测结果界面

图 2-12　基于移动终端的患者检验检查结果查询界面

医患互动系统对通信的基本要求：

（1）安全性：由于包含患者的临床信息以及个人信息等，因此对通信的安全性要求较高。

（2）隐私保护要求：具有隐私保护需求。

（3）终端功耗要求：一般采用智能手机，对终端功耗要求较高。

（4）服务质量要求：医患互动系统属于日常业务管理范畴，对优先级要求较低，无实时性（延迟性）要求。

2.7　典型应用场景——疫情防控应用

2020年，新型冠状病毒肺炎疫情暴发以来，医疗信息化在疫情防控中发挥了前所未有的作用。过去的重症急性呼吸综合征、人感染禽流感、埃博拉病毒、中东呼吸综合征等疫情暴发时，智能手机并没有达到如今的普及程度，医疗物联网或者是医疗信息化并未在疫情防控中起到明显作用。而如今，大部分人拥有的智能手机在疫情中形成了一张全球规模最大的医疗物联网[5]。由于各个国家和地区的政策不同，疫情下的医疗物联网的应用仍然是以区域为单位，下面以国内疫情防控和国外疫情防控的应用两个方面来介绍。

2.7.1　国内疫情防控的应用

在国内，智能手机中针对疫情防控的应用程序种类繁多，例如只用手机就可以完成身份认证，这使得人们对疫情防控的应用更容易接受。

1.追踪应用

疫情暴发后，数家互联网公司利用技术能力相继为疫情防控提供了大量的支持。例如，中国铁路12306利用网络实名购票的大数据优势，立即与地方政府和各级疾病预防控制中心合作，提供有关确诊患者乘车的详细信息。中国铁道科学研究院电子计算技术研究所所长朱建生介绍，如果确诊患者或疑似病例出现在火车上，平台将检索与确诊或疑似病例有关的乘客信息，这些信息包括火车的车次和车厢乘客的数量，提供给有关的疾病预防控制中心进行后续处理。此外，利用大数据分析还可以看到人群迁移地图。例如，百度地图已经发布了一份人群迁移地图摘要，其中描绘了春节期间人们迁移的热点地区，包括来源地、目的地、迁移规模指数和迁移规模趋势。

2020 年 2 月 8 日江西移动创新研发出疫情防控大数据应用平台[6]，上线投入使用 2 小时，系统访问量便突破 10 万人，一天时间内已有超过 30 万人完成注册。该平台已提供给南昌市新型冠状病毒感染的肺炎疫情防控应急指挥部正式发布和推广，用于统计数据，例如进入南昌的人数、来自疫区的人数和体温异常的人数等。

截至 2020 年 10 月，全国各地都在微信和支付宝平台推出了当地的个人14 天行程轨迹查询小程序，用于记录个人健康状况和行动轨迹，如图 2-13 所示。

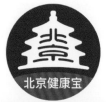

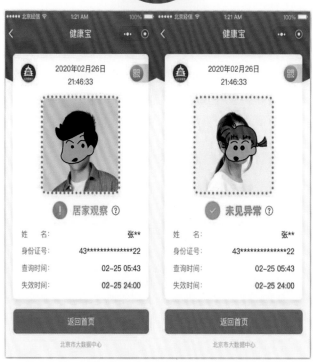

图 2-13　北京健康宝微信小程序演示

2. 信息发布应用

目前，在许多媒体平台都可以看到全国范围内的新型冠状病毒肺炎疫情分布情况，并能动态更新和显示。人民日报、新华社、人民网等主流媒体，阿里巴巴、字节跳动、新浪等科技公司通过网站、手机应用等渠道实时广播新型冠状病毒肺炎疫情状况，只要在地图上单击某个省域，就可以显示该省已确诊人数、疑似病例、死亡人数和治愈人数。这些平台不仅为防疫提供了数据支持，还充分保障了公众的知情权，让权威信息先行于谣言，及时缓解公众恐慌，遏制次要舆论的传播。对增强科学防疫意识，提高科学防疫水平具有积极作用，如图 2-14 所示。

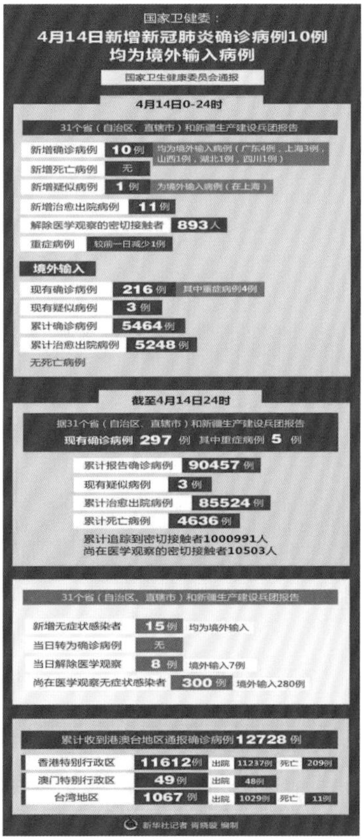

图 2-14　2021 年 4 月 15 日发布新冠肺炎疫情状况

3. 医疗资源调度应用

在疫情防控初期，一个非常尖锐的问题是应急医疗资源的紧缺，导致许多

41

医护人员和患者处境艰难。当时，在社交媒体上，武汉市各个医院医疗资源紧缺的信息被大量发布，尽管当时许多电子商务平台向武汉和其他疫情严重的地区调配了大量的医疗资源，但这远远不够，它不能从根本上解决这些地区医疗资源紧缺的问题。最终的解决办法之一是利用大数据技术对供应链进行智能调度，随着疫情的传播，口罩成为重要的"防护装备"，它已成为"热门商品"，在疫情防控的关键时期，浙江省充分利用大数据的技术优势，智能调度供应链，协调各方力量，有效地保障了重要医疗物资的供应。

2.7.2 国外疫情防控的应用

在国外，其他国家也开发了疫情追踪的应用程序，包括美国、英国、韩国、新加坡、印度、芬兰、挪威和以色列等。

国外的主要疫情数据信息平台以美国约翰斯·霍普金斯大学（Johns Hopkins University, JHU）的全球疫情数据平台[7]为代表，该平台统计了国际疫情数据。根据 JHU 系统科学与工程中心（the Center for Systems Science and Engineering, CSSE）的数据显示，新型冠状病毒肺炎疫情数据平台在 2020 年 1 月 22 日上线，每日平均使用量从 1 月底的 2 亿次，至 3 月初上升到每日 12 亿次，高峰时每日近 20 亿次，如图 2-15 所示。

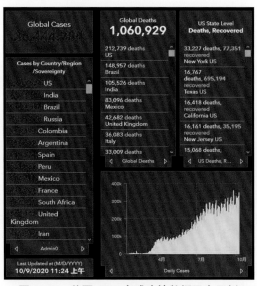

图 2-15 美国 JHU 全球疫情数据平台示例

在美国，苹果公司和谷歌公司于2020年5月共同启动了一个名为"Contact Track"的应用程序，以便公共卫生机构跟踪确诊患者的密切接触者。可以将其安装在智能手机上，使用蓝牙信号收集密切接触者，并对其提醒。该应用程序上线运行，但其使用范围并不广泛，它只与各州的官方应用配合使用。

韩国的疫情追踪应用程序"Corona 100m"[8]可让用户查看疫情信息，例如，确诊患者的确诊日期、确诊患者的位置以及用户与确诊患者之间的距离，以帮助他们避免与确诊患者接触。

英国国家医疗服务体系（National Health Service, NHS）于2020年5月底推出了新型冠状病毒肺炎疫情手机应用程序来进行疫情追踪。NHS的新型冠状病毒肺炎疫情的手机应用程序[9]使用蓝牙信号来追踪患者，它建立了一个可追踪的联系地图，如果用户的新型冠状病毒核酸检测呈阳性，就会触发警报，提醒其他与他接触的人可能需要自我隔离；同样，如果用户与某人接触过，而某人后来测试呈阳性，用户也会通过应用程序收到警报，并收到注意事项，如图2-16所示。

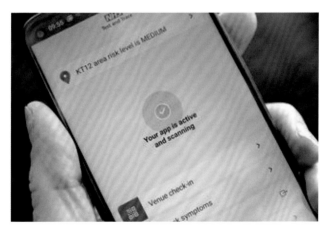

图2-16　英国NHS的新型冠状病毒肺炎疫情的应用程序

芬兰政府推广新型冠状病毒肺炎自我评估工具"Omaolo"在全国范围内使用，市政当局和医院引导人们在其网站上录入信息。在实践中，如果一个人怀疑自己感染了新型冠状病毒，会被建议使用"Omaolo"网站进行新型冠状病毒肺炎症状评估。通过强认证回答问卷的人，可以将其评估问卷结果进一步发送给各自的公共基层医疗中心，然后由护士或医生联系到他们。市政部门实施的新型冠状病毒肺炎相关措施的良好做法已被收集到"Innokylä"网站上，以便市民共享信息。此外，Koronavilkku 应用程序用于提醒与确诊患者接触的人，他们会迅速收到可能接触到确诊患者的信息，以及需要采取的措施。该应用程序于 2020 年 9 月 1 日全面投入使用[10]。

　　疫情防控中，对接触者进行追踪的应用程序是公共卫生官员和当地社区的重要工具。然而，这类用于追踪的应用程序存在着重要的隐私问题。在不降低疫情防控有效性的情况下应改善隐私问题，并鼓励当地社区努力开发其他有效的解决方案，为用户提供更强的隐私保护[11]。

2.8　典型应用场景——远程智能诊断

　　随着人工智能在医学领域的应用，已经开始实现其分析和处理数据的能力，特别是远程智能诊断。由于远程医疗在实施过程中面临挑战，因此需要增强其能力，改进专门解决具体问题的程序。人工智能为远程医疗的通用性和灵活性提供了更多的可能，远程医疗应用场景可分为四种[12]：远程监护、医疗信息交互、远程智能诊断和信息分析协作。每一种场景是相互支持的，本节将重点介绍远程智能诊断，以了解目前远程医疗的发展趋势和潜力。

2.8.1　远程智能诊断

　　远程智能诊断的一个重要发展趋势是利用了日益火热的人工智能技术。通过该技术帮助医生提高诊断效率。人工智能技术带来了大数据的准确性和可用性，对解决医疗诊断问题提供了有效的帮助。目前主要有两种人工智能技术[13]，一种是机器学习（Machine Learning, ML），另一种是自然语言处理（Natural Language Processing, NLP）。机器学习是对结构化数据进行分析，在医疗领域的应用主要有影像遗传学分析、神经电生理等；而自然语言处理是对未结构化的数据进行分析，如书籍、临床笔记和医学杂志。美国虚拟护理公司 InTouch Health 的创始人王玉伦博士表示[12]，很多医院现在正在使用这些技术，以便更好、更有效地发挥远程智能诊断的作用。

　　远程智能诊断的另一个重要发展趋势是辅助检测部件的增加，从而可利用更多的医疗信息和结果进行智能诊断。目的是通过分析病人或通过对病人的初步评估，来帮助医生进行诊断。这些工具可以在机器学习的应用程序下操作，例如安装于智能手机的智能诊断程序就可以帮助人们实现远程健康[14]的自我诊断。

随着医疗设备的发展，市场上出现了一些能够实现远程智能诊断的应用程序和设备，用于快速评估人们的健康状况。一家名为 Lemonaid Health 的初创公司[15]，开发了一种人工智能模型，可根据病例的复杂性，通过问卷对病人进行筛查和评估。Carbon Health 开发了一种使用聊天机器人界面的分类检查程序，这个程序收集病人的信息，并在需要时安排会诊，还可以监测和跟踪患者的用药情况或复发症状。

在紧急情况下，远程智能诊断还可以使用远程医疗程序，例如与附近的医疗中心交换患者的医疗数据，以协助为住院患者提供快速、高质量的服务[16]。

在过去的十几年中，基于人工智能的医疗诊断应用层出不穷，例如脑卒中、阿尔茨海默病、皮肤癌、神经系统疾病、急性缺血性中风等。Orru 等人使用支持向量机（Support Vector Machine, SVM）来识别神经和精神疾病的影像学生物标志物[17]。Dheeba 等采用基于粒子群优化算法的小波神经网络对乳腺 X 线摄影图像中的乳腺缺陷进行识别[18]，其中，输入的是 X 光造影图像，最终显示诊断结果为肿瘤。

2.8.2　系统架构设计

远程智能诊断系统的设计包括：数据库管理和应用系统的开发。设计的系统需要具有高效和实用的特点。

将系统中的数据在启动初期进行标准化和格式化，可以在使用过程中更高效、更快速地向用户发送信息，减少了系统的操作难度，从而有效地提高了用户的体验。

对于远程智能诊断系统的数据，它还必须具有高度的机密性和隐私性，未经授权或许可，无法访问系统的数据。因此，在诊断系统的设计过程中，还需要更完整、更高级的架构模型，如图 2-17 所示。

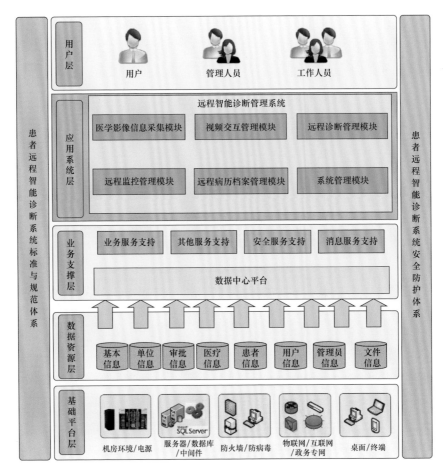

图 2-17 远程智能诊断管理系统

远程智能诊断管理系统可分为六个模块：① 医学影像信息采集模块，通过远程医学传感器收集患者生理参数，自动上传给诊断系统，或患者前往家庭附近小型医院利用其医疗设备获取医学影像资料上传；② 视频交互管理模块，支持多名患者与多名医务人员高清视频问诊，支持偏远地区和救护车移动视频通信；③ 远程诊断管理模块，分为人工诊断和基于人工智能的辅助诊断；④ 远程监控管理模块，负责利用物联网技术通过患者家中的医疗传感器设备实时收集患者生理参数，利用预定的指标或神经网络模块分析判断患者状态，适时决定是否需要提醒医务人员；⑤ 远程病历档案管理模块，负责整理总结患者生理参数信息以及医生的诊断历史，形成云端的电子病历，并可以随时调

取更新；⑥ 系统管理模块，负责维持整个远程智能诊断管理系统的平稳运行
以及故障检测和排除。

2.8.3　典型应用场景

2020 年 2 月发布的"新型冠状病毒肺炎智能辅助诊断系统"（以下简称
nCapp），正是基于物联网、医学理论与技术而建立的系统。nCapp 包含物联
网的基本功能，并具有核心图形处理单元，连接到现有电子病历、具有图片存
档和通信功能的云计算系统，可以更好地协助深度挖掘和智能诊断。基于物联
网实现的在线监测、位置追踪、警报链接和后续调度功能，有利于新型冠状病
毒肺炎疫情的在线发现、监测、治疗和管理。还可以通过 nCapp 地应用预设
准则或标准化准则来扩展新型冠状病毒肺炎疫情的信息挖掘，并完成新型冠状
病毒肺炎疫情的管理和及时处理。隐私安全和在线升级功能是 nCapp 运行的
保证。它还可以帮助提出问题，登记患者的详细信息，与患者、社区卫生服务
中心的医生和医院的专家进行协调，提供安全的诊断治疗程序和双向转诊服务，
其系统模型如图 2-18 所示。

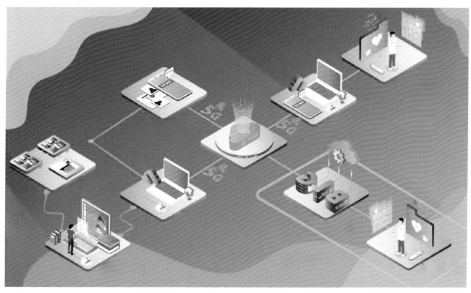

图 2-18　nCapp

同时，nCapp 使用了 5G，利用其网络性能优势，实现整个系统的高网络流动性、高效率、高负载和高容量的功能。

根据注册信息和对患者的提问，nCapp 会对患者患病的可能性进行区分，并开展有序的检测。若检测呈阳性，nCapp 在医生终端自动更新患者状态，显示患者被视为确诊病例，患者信息将被上报并转到指定医院。随后，医生根据病情，确定患者的严重程度（将新型冠状病毒肺炎患者分为四类，即轻型患者、普通型患者、重症患者、危重型患者）。诊断确认后，相关信息会自动上报并传输到云端。该程序的功能模块如图 2-19 所示。

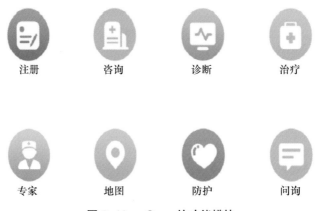

注册　　　　咨询　　　　诊断　　　　治疗

专家　　　　地图　　　　防护　　　　问询

图 2-19　nCapp 的功能模块

2.9　医疗机器人

根据 Credence Research 最近的一份报告显示[1]，2015 年全球医疗机器人市场投入 72.4 亿美元，预计到 2023 年将增长到 200 亿美元。这一增长的关键驱动因素是微创手术对机器人的需求在增加，特别是神经外科、骨科和腹腔镜手术。此外，专门从事医疗工作的机器人包括辅助机器人和康复机器人，这些机器人帮助病人从脑卒中等严重病症中康复，帮助老年人或有身体、智力障碍的人维持基本生活能力，帮助承担医疗环境下的各种日常任务，如房间消毒、医疗用品运送。因此，各类机器人被开发出来，在现代医疗场景中扮演不同的角色，以下是医疗机器人的应用案例。

1. 远程成像技术

远程成像技术在广义上是将成像技术应用于医疗中，包括医生使用成像设备来帮助他们检查和治疗农村地区的病人，实现他们在房间里的"远程呈现"；对肉眼无法观察的微小特征或人体内部位置，远程成像技术将其放大和呈现在高清显示器上，便于医生进行手术。这种技术可以提供紧急救援、医学咨询、远程医疗、手术直播等[22]。

远程成像技术可以提高医生在微创外科手术和显微外科手术中的能力，能够提高他们的技能和灵活性，并使他们能够远距离对病人进行手术[23][24]。在显微外科手术中，这项技术可以缩小医生的动作、力度和视野，使他们能够相对轻松地操作显微解剖。

远程成像技术在教学和培养医生方面也具有十分重要的意义，不同于传统意义上的知识传授，医生的培养在具备专业知识的同时，相关经验和手术案例也不可或缺[25]。通过远程成像技术实现手术现场第一视角的教学，更能激发学生的兴趣并提高学生的领悟能力，达到专业医生在传授经验时事半功倍的效果。

2. 外科手术机器人

外科手术机器人是一种集诸多技术于一体的新型医疗技术，是医疗器械智能化的热门方向。外科手术机器人协助医生执行手术，特别是微创手术。20世纪90年代以来，机器人辅助微创外科手术逐渐成为一种发展趋势，目前，外科手术机器人广泛应用于泌尿外科、妇产科、心脏外科、胸外科、肝胆外科、胃肠外科、耳鼻喉科等学科[26-28]。

达芬奇手术机器人系统[29]是世界范围内应用广泛的一种智能化手术平台，2000年获得美国食品药品监督管理局批准，成为进入临床外科的智能内窥镜微创手术机器人。达芬奇手术机器人系统主要由外科医生控制台、机械臂系统和成像系统组成。在实际应用条件下，达芬奇手术机器人具有以下优势：① 为外科医生提供清晰、立体的手术视野，符合人类工程学，让外科医生可以清晰准确地进行组织定位和器械操作；② 仿真手腕器械可以模拟人的手指的灵活度，同时消除不必要的颤动，进行人手不能触及的狭小空间的精细手术操作；③ 减少了外科医生和其他手术团队成员的配合，更容易实现外科医生的意图；④ 外科医生采取坐姿进行系统操作，舒适的坐姿有利于长时间复杂的手术；⑤ 减少麻醉的需求量、感染风险、失血量、创伤和疤痕等；⑥ 对于大多数手术而言，病人康复时间大幅缩短，可快速恢复。

在外科手术机器人的使用过程中仍然存在一些意外[30]：例如，无法正常启动；使用过程中会出现报错。

3. 康复机器人

康复机器人在残疾人康复方面发挥着重要作用，包括改善残疾人的行动能力、力量、协调能力和生活质量。康复机器人集成的虚拟现实技术还可以改善残疾人的平衡、行走等运动功能[31]，如图 2-20 所示。

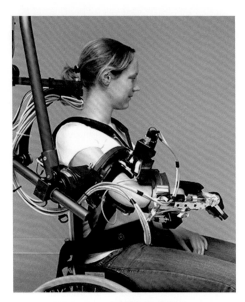

图 2-20 上肢康复机器人

康复机器人是按照期望的运动模式设计的，其中所使用的控制方案对康复过程的效率起着重要的作用。在我国，每年因事故、疾病、灾害等原因造成丧失部分肢体运动功能的人达数百万。仅以脑卒中患者为例，根据《2018 中国卫生健康统计提要》显示，我国每年新发脑卒中患者 200 万，脑卒中存活后的患者约 60% ～ 80% 有不同程度的残疾，不仅影响患者的生活与工作，也给患者家庭和社会带来沉重负担。帮助患者重新恢复肢体运动能力的有效途径之一，便是康复训练。传统的康复训练方式主要是医师针对患者进行"一对一"或者"多对一"的辅助作业疗法，这既费时、费力，而且花费巨大，普通患者难以承受。康复机器人能胜任长时间的重复性运动，而且对施加于患者身上的力度可以灵活控制。将康复机器人用于辅助康复训练，能极大节约成本，提高康复效率，为广大普通患者带来福音。

4. 医疗运输机器人

通过医疗运输机器人将医疗用品、药品和饭菜送到病人和医务人员手中，从而节省了病人和医务人员的时间。医疗运输机器人大多数具有多传感器融合的高精度定位技术，可以进行自我导航[32]。

5. 消毒机器人

在医院、宾馆等公共场合都需要对室内进行消毒处理，尤其在新型冠状病毒肺炎疫情暴发以来，消毒更引起了医院的重视，但是人工的消毒未免出现效率低下、消毒覆盖范围受限等问题。消毒机器人开发的目的在于缓解人工消毒的工作量，并且提升消毒除菌率。例如，商用消毒机器人，一般以机器为载体，具有臭氧和紫外线两种消毒方式，它还有自主导航功能，可以代替人对室内空间进行 360° 无死角的消毒，避免因消毒除菌不达标而造成人员感染或中毒，充分弥补了传统消毒方式的不足。

6. 机器人配药系统

机器人配药系统为批发和零售药店带来了巨大的利润，它的使用减少了人工操作，从而可以减少人工成本；减少了工作流程的中断，提高了生产的可预测性；还可以避免人工配药的失误，因为需要的人工操作越少，处方执行就越高效。随着集成了复杂软硬件控制系统的高精度机器人的发展，越来越多的重复性工作不再需要人类来操作，例如，机器人已被用于大规模的药瓶灌装作业，但迄今为止，此类机器人还没有被用于药店的处方配药环节。目前医院的药房迫切需要一个机器人配药系统，以确保药物快速、准确地分配到患者手中[33]。

2.10　以人为本、面向场景应用的医疗物联网总体架构

医疗物联网总体架构由感知层、网络层和应用层组成，如图 2-21 所示。

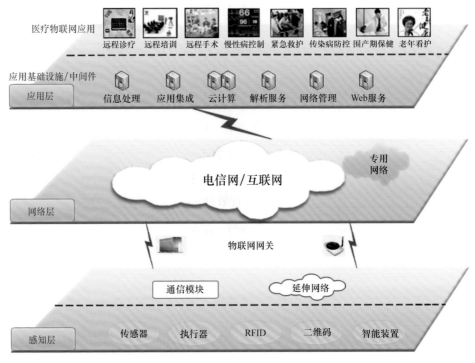

图 2-21　医疗物联网总体架构

感知层包括数据采集子层和数据访问子层，数据采集子层通过传感器、执行器、RFID、二维码、智能装置等实现对物理世界的感知和识别、信息采集处理和自动控制；数据访问子层可以通过物联网网关将物理世界的实体连接到网络层和应用层并以此为基础实现物联网在远程诊疗、远程培训、远程手术、慢性病控制[34]、紧急救护、传染病防控等的应用。网络层则是由电信网／互联网、专用网络等组成，其作用是实现所有物体的连接，并允许网络层内的设备间传输共享信息。应用层是物联网和用户的接口，是物联网价值的集中体现。

医疗物联网通过有效融合各种网络，利用传感器设备收集和存储信息，进而对医院内部的人和物进行精细化管理，实现信息共享和互联互通。

为满足新的医疗工作模式和服务模式以及业务需求，需要借助医疗物联网，通过无线网络技术提供医疗健康服务，实现医院、社区和家庭的诊疗信息互通，推动远程医疗和社区医疗信息化的发展，提高医疗服务能力。

2.11 面向场景应用的物联网关键技术

物联网是利用互联网、通信技术、视频终端和传感器设备等，实现其远程监护、全自动的预警报警、远程控制、远程诊断及其维护，从而逐步实现"端""管""云"一体化的网络。医疗物联网的三大核心技术包括：感知（端），主要涉及医学指标筛选、智能传感器技术、敏感材料技术、智能服装技术、传感器定位技术、医学指标论证等；通信（管），主要涉及体域网技术、服务与自适应技术、网络监测与服务匹配技术、大规模灾害专网构造及补偿技术等；计算（云），主要涉及云存储技术、海计算技术、传感器统一时空数据库技术、群体复杂时空查询与统计分析、情报提炼、态势分析技术等。如图 2-22 所示。

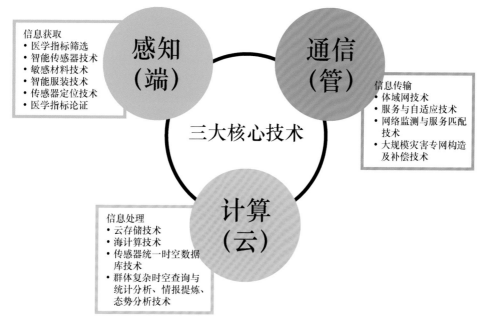

图 2-22 医疗物联网三大核心技术

1. 感知环节：端

新技术的运用，如智能传感器技术、智能服装技术、敏感材料技术等推动了医疗传感器的发展，出现了涵盖生命各个层面的传感器。在微观层面（例如，分子、基因、蛋白质、亚细胞和细胞）：有测量谷氨酸的生物传感器、基因芯片、蛋白质芯片、细胞传感器等；在器官、组织层面：有心电传感器、脑电传感器、组织芯片等；在个体层面：有多参数监护仪，可以测量多种生理参数，为远程监护和诊断提供技术基础；在群体层面：各种生物医学传感器构成了医疗物联网。如图 2-23 所示。

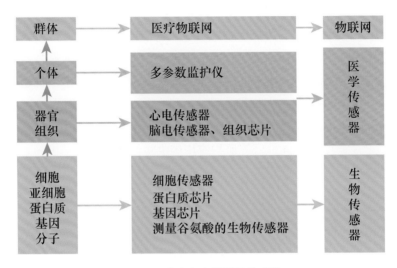

图 2-23　生命各个层面的传感器

在医学传感器方面，按照传感器工作的位置将其进行分类，如图 2-24 所示。

（1）体表传感器，在医学领域运用最多和最广，其传感器位于人体表面，易于采集人体生理参数，如心衰监测传感器、睡眠监测传感器、疼痛监测传感器。

（2）空腔传感器，如胶囊胃镜和"牙齿文身"，据英国《每日邮报》报道，美国普林斯顿大学的科学家日前研究出一种能探测人体体内病菌的"牙齿文身"。这种"牙齿文身"可以在病人一呼一吸间收集口腔内的"细菌情报"，并将其通过内置的无线信号装置报告给负责监测的医务人员。

（3）导管中的传感器，为治疗疾病，人体被植入各种导管，这些导管在人体复杂的生理环境下，工作状态如何、体内的环境如何，医务人员都想获取，因此导管中的传感器可以进行压力监测、血流测速等工作。

（4）植入人体的传感器，如帕金森病监测和治疗系统、糖尿病监测和治疗系统都是植入人体的传感器的代表。

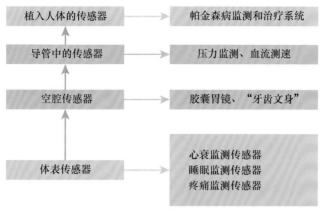

图 2-24 医学传感器的形式

按照测试技术的不同，医疗监护应用的生物传感器的分类如表 2-6 所示。

表 2-6 医疗监护应用的生物传感器的类别

类型	描述	示例
生物电传感器	当神经或肌肉细胞受到超出阈值的刺激时，细胞产生动作电位，可以通过细胞内或细胞外的电极进行测量	心电图、胃电图、脑电图、肌电图
生物磁场传感器	特定组织或器官产生的动作电位生成的电场伴随着一个微弱的磁场，可以通过精确的磁传感器或磁强计进行测量	脑磁图、微神经电图、胃磁图、心磁图
生物化学传感器	使用合适的化学品测试细胞内和细胞外浓度变化（如钙、钾）	血糖传感器、乳酸传感器、血氧饱和度传感器
生物机械传感器	采用机械传感器测试生物系统的机械功能，如运动、位移、张力、力、压力、流量等	惯性传感器、血压传感器
生物声学传感器	通过皮肤表面的声学传感器测量生物事件振动引起的噪声	心跳监测、血流监测、超声扫描
生物光传感器	通过光传感器测试生物事件产生的自然光或者引入的光特性	使用羊水的荧光特性监测胎儿，红光或红外线测试血氧浓度

医学传感器应用于人体，对其要求相对较高，在安全方面，要求对皮肤无毒性、要求植入物无生物惰性等；在指标采集准确方面，要求传感器能够适应人体的复杂环境，如温度、压力、酸碱度等的变化。医学传感器的发展趋势向小型化、智能化、柔性化、集成化方向发展，如图 2-25 所示。

55

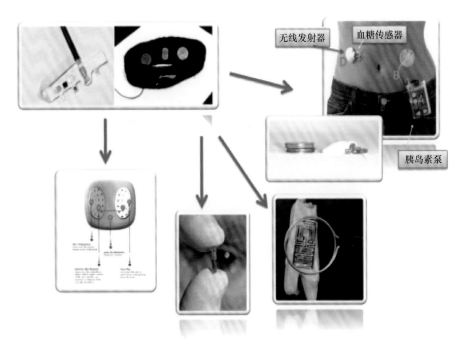

图 2-25　医学传感器的发展方向

　　从原理、设计以及应用来看，医学传感器是多学科高度交叉融合的成果，如物理化学、电子学、材料学、生物学、机械学、电路与系统等，如图 2-26、图 2-27 所示。

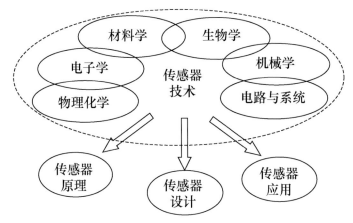

图 2-26　医学传感器的多学科交叉

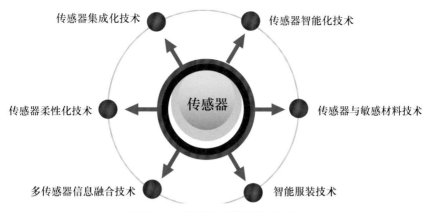

图 2-27　医学传感器的需求方向

　　以远程监护为例，传感器的发展从单一指标采集发展为多参数联合采集，将众多传感器集成为易于携带的传感器集群显得尤为重要。智能服装为我们提供了这一思路，我们将分散于人体各处的传感器通过特定手段集成到一件智能服装中，如图 2-28 所示。如"医护衬衣"——服装上集成有多个传感器以及定位装置，可以检测人体特定的生理参数，如体温、心率和血压等，并通过网络将这些生理参数传送到医护中心，便于医务人员进行数据分析、对患者进行远程预警和指导。

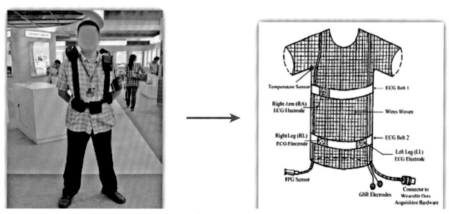

图 2-28　多传感器集成——智能服装

2. 通信环节：管

传感器采集数据之后，需要利用通信技术传输数据。受人体所处的自然环境和人体自身复杂环境所限，通信技术需要面对特殊环境作出相应设计。人体所处的自然环境多种多样，如固定场所（医院、社区、家庭和野外）、移动场所（车辆、船舶和飞机等交通工具中）、网络遭到破坏的特殊环境（地震、洪水等自然灾害情况）。还有一些通信发生在人体自身复杂环境中，如导管中的传感器所处环境可能为心导管、引流管、人造血管等；在空腔中的传感器需要面对直肠、口腔、耳道、胃、膀胱等环境；被植入体内的传感器更要面对颅腔、血管、心脏等密闭环境，如图 2-29 所示。

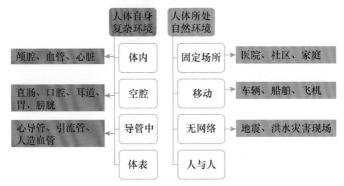

图 2-29　传感器的通信环境

传输的体内医学信息的种类，涉及多种形式，医学信息的采集对时间和频率的要求是不同的，有些指标，如血压不需要连续测量，采取单点采样即能满足要求，而有些指标如脑电图、心电图等则需要连续监测；特殊情况下并发数据对通信的需求，如群体性公共卫生事件、大规模自然灾害、战争场景等会有大量并发的数据需要同时传输，因此对并发数据量的通信需求较高，如图 2-30所示。

图 2-30　医学信息对通信的需求

医学信息通信发生在各种场景中，如发生紧急事件需要救援时与急救体系进行通信；在建筑物中发生疾病时，与建筑物的通信系统进行通信；在野外，依靠无线通信网络进行必要的通信，如图2-31所示。

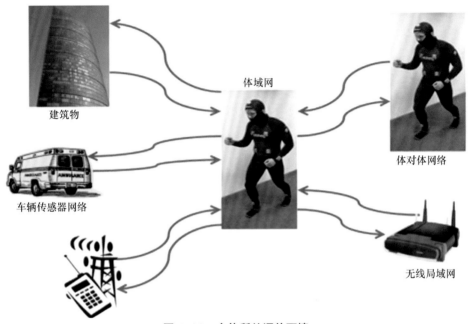

体域网

建筑物

体对体网络

车辆传感器网络

无线局域网

图 2-31　人体所处通信环境

3. 计算环节：云

医疗物联网必然带来大量的医疗健康数据。一方面，这些数据用于支持当时疾病患者的诊疗过程；另一方面，大量的医疗健康数据也可以推动医学的进一步发展。

医疗物联网的数据库是联机事务处理系统，包括了与所有患者生理状态有关的数据，如：血压、血氧饱和度、脑电图、心率等。数据挖掘的首要步骤是把需要分析的数据从业务处理的环境中提取出来，按照决策支持系统处理的需要进行重新组织，建立单独的联机分析数据仓库；第二步需要根据数据统计逻辑，生成可供分析挖掘的数据仓库。例如：以各项生理参数为因变量，以日程为自变量，建立线性近似函数，两个指标在每一天都可以计算出每个指标的函数值；前一个指标的函数值由大变小，后一个指标的函数值由小变大，二者的交叉点被认为是两个指标的分界点。经过这样的判别标记，再经过一系列的选择、变换、分类、汇总，进行数据挖掘，如图 2-32 所示。

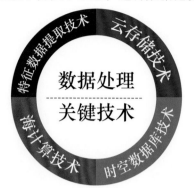

基于海-云计算模式的物联网海量数据的处理

- 海量传感器流式时空相关数据的云存储技术
- 海计算技术-传感器接入及原始采样数据流的智能分析技术
- 群体复杂时空查询与统计分析、情报提炼、态势分析技术
- 传感器统一时空数据库技术

图 2-32　医疗物联网海量数据的处理

数据挖掘、统计分析技术在医疗物联网的应用是多方面的。医疗物联网数据库中存储的主要信息有：① 患者个人信息，② 诊断信息（病种和各种诊断性检查），③ 医疗信息（治疗过程中的各种手术、放化疗、护理、用药、检查以及医嘱等，治疗的科室及负责人），④ 生命体征信息，⑤ 医保患者数据，⑥ 时间信息（各种医疗活动的开始时间和持续时间）。这些都可通过数据挖掘，提供决策支持。

医疗物联网的建立，需要设计一套精细化的软件维护、升级、服务的流程，在设计阶段需要完成维护和升级端口预留；在实现技术上要包含故障识别、报警能力；采用多层中间件软件设计体系，结合 CS/BS 网络架构的合理配置，在不同的医疗单位的不同应用领域完成不同的任务；为系统管理软件的维护提供专用接口；信息采集终端的维护需要由专业机构来实现；需要建立规范和技术评判标准，便于支持硬件系统的维护。

2.12　总结

本章对承载典型医疗健康业务的医疗物联网应用场景及其关键技术进行了分析，特别是针对四个典型应用场景：重大慢性病应用、农村地区应用、突发救治应用和就诊人群应用，进行了具体分析，包括其主要内容和系统架构，举例分析了各个典型应用场景的技术特点。

可以看出，承载典型医疗健康业务的各个应用场景，均基于端 - 管 - 云的各项关键技术。但由于移动医疗和医疗物联网的应用具有多样性，其对技术的需求也呈现多样化的特点，未来移动医疗和医疗物联网的发展，应该是按照应用驱动、基于场景的个性化方向发展，充分体现以人为本的总体发展思路。

参 考 文 献

[1] 李志颖 . 中山医院远程医疗发展战略分析 [D]. 上海：复旦大学 ,2004.

[2] 张玺栋 . 医疗泛在网终端网络分簇及传输优化 [D]. 北京：北京邮电大学 ,2013.

[3] 李佩 . 基于 GPRS 的远程实时监护系统的设计与实现 [D]. 北京：北京邮电大学 ，2011.

[4] 姜代伟 . 健康监护智能终端的动态电压调节策略研究 [D]. 武汉：华中科技大学 ，2012.

[5] Ahmed N, Michelin R A, Xue W, et al. A survey of covid-19 contact tracing apps[J]. IEEE Access, 2020, 8: 134577-134601.

[6] 人民网 . 江西移动创新研发大数据应用平台助力南昌疫情防控 [R/OL].(2020-02-09). http://jx.people.com.cn/n2/2020/0209/c186330-33779448.html.

[7] COVID-19 Dashboard by the Center for Systems Science and Engineering (CSSE) at Johns Hopkins University (JHU)[DS/OL]. https://www.arcgis.com/apps/opsdashboard/index.html#/bda7594740fd40299423467b48e9ecf6.

[8] Corona 100m APK for Android[Z/OL]. https://www.androidfreeware.net/download-corona-100m.html.

[9] 英国在 NHS COVID-19 追踪 App 正式推出前展示其截图 [R/OL]. (2020-05-05). https://www.cnbeta.com/articles/tech/974951.htm.

[10] Tiirinki H, Tynkkynen L K, Sovala M, et al. COVID-19 pandemic in Finland–Preliminary analysis on health system response and economic consequences[J]. Health Policy and Technology, 2020,9(4): 649-662.

[11] Cho H, Ippolito D, Yu YW. Contact Tracing Mobile Apps for COVID-19: Privacy Considerations and Related Trade-offs[J]. Gryptography and Security, 2020, 2003.11511.

61

[12] Pacis DMM, Subido EDC, Bugtai NT. Trends in telemedicine utilizing artificial intelligence: AIP Conference Proceedings, February, 2018[C]. AIP Publishing LLC.

[13] Vishal Jain, Tyotir Moy Chatterjee. Machine Learning with Health Care Perspective: Machine Learning and Healthcare[M]. Springer Nature, 2020.

[14] Jiang F, Jiang Y, Zhi H, et al. Artificial intelligence in healthcare: past, present and future[J]. Stroke and vascular neurology, 2017, 2(4): 230-243.

[15] Lemonaid Health - Healthcare. Refreshingly Simple. AZ, CA, CT, FL, GA, Il, MI, NY, OH, OR, PA, RI, VA and WA Only.[OL]. Available: https://www.lemonaidhealth.com/#how-it-works.

[16] A. Mukhopadhyay, S. Raghunath M. Kruti. Feasibility and performance evaluation of VANET techniques to enhance real-time emergency healthcare services: 2016 International Conference on Advances in Computing, November 03, 2016[C]. Jaipur: Communications and Informatics (ICACCI).

[17] Orru G, Pettersson-Yeo W, Marquand A F, et al. Using Support Vector Machine to identify imaging biomarkers of neurological and psychiatric disease: a critical review[J]. Neuroscience & Biobehavioral Reviews, 2012, 36(4): 1140-1152.

[18] Dheeba J, Singh N A, Selvi S T. Computer-aided detection of breast cancer on mammograms: A swarm intelligence optimized wavelet neural network approach[J]. Journal of Biomedical Informatics, 2014, 49: 45-52.

[19] 王艳. 三六三医院患者远程医疗诊断系统的设计与实现 [D]. 成都：电子科技大学，2019.

[20] Bai L, Yang D, Wang X, et al. Chinese experts' consensus on the Internet of Things-aided diagnosis and treatment of coronavirus disease 2019 (COVID-19)[J]. Clinical eHealth, 2020, 3: 7-15.

[21] Mark Crawford. Existing technologies are being combined in new ways to streamline the efficiency of healthcare operation[R/OL].(2016-09-14). https://www.asme.org/topics-resources/content/top-6-robotic-applications-in-medicine.

[22] Telehealth: the time for change is now[Z/OL]. (2020-04-22). https://blog.amaxperteye.com/blog/telehealth-the-time-for-change-is-now.

[23] Garner P, Collins M, Webster S M, et al. The application of telepresence in medicine[J].

BT Technology Journal, 1997, 15(4): 181-187.

[24] Hills J W, Jensen J F. Telepresence technology in medicine: principles and applications[J]. IEEE, 1998, 86(3): 569-580.

[25] PARLAKKILIÇ A. Telepresence In Medical Education: Technology and Educational Effectiveness[J]. Tıp Eğitimi Dünyasl, 2019, 18(55): 92-100.

[26] Zorn L, Nageotte F, Zanne P, et al. A Novel Telemanipulated Robotic Assistant for Surgical Endoscopy: Preclinical Application to ESD[J]. IEEE, 2017, 65(4): 797-808.

[27] 申正年 . 腹腔镜机器人持镜手臂外壳外观造型设计研究 [D]. 济南：山东大学 , 2012.

[28] 桂海军 , 张诗雷 , 沈国芳 . 医用外科机器人应用和研究进展 [J]. 组织工程与重建外科 , 2011.

[29] 杜志江 . 达芬奇手术机器人系统技术分析 [J]. 机器人技术与应用 , 2011, (4): 14-16.

[30] 闫志文 , 邬华阳 . 达芬奇 Si 手术机器人系统使用注意事项及常见故障处理 [J]. 中国医疗器械信息 , 2016, 22(06): 112-114.

[31] Asl H J, Narikiyo T, Kawanishi M. An assist-as-needed velocity field control scheme for rehabilitation robots: 2018 IEEE/RSJ International Conference on Intelligent Robots and Systems (IROS), 2018[C]. IEEE.

[32] Wang W, Du C, Du Z. A medical transportation robot for carrying and positioning patients between different devices[J]. Industrial Robot: the international journal of robotics research and application, 2019.

[33] Holtje B E, McGonigal J. Robotic prescription filling system: U.S. Patent 7912582[P]. 2011-3-22.

[34] 杨金翠 . 物联网环境下的控制安全关键技术研究 [D]. 北京：北京邮电大学 , 2013.

第三章　数字医疗技术体系架构

3.1 前言

医疗卫生事业关乎国计民生。目前我国医疗行业面临的主要挑战是"看病难、看病贵"的问题，此外，随着人们健康意识的增强，也催生出对医疗健康行业的更多需求。

经过多年发展，我国建设了多层次的医疗机构，如三级医院、二级医院、一级医院、社区卫生服务中心等，但医疗资源配置极不均衡，主要体现在经济发展水平和医院的级别上。医院所处的地区经济越发达，医院平均的级别就越高，医疗资源配置就越先进，具有高端医务人员就越多；反之，则医疗水平整体较为低下，部分地区甚至缺乏足够的医务人员和基本的医疗设备。医疗资源配置的严重失衡导致了患者的流向，大部分患者愿意在三级和二级医院接受医疗服务，而一级医院、社区卫生服务中心虽然数目较多，但是只有少数的病人在该类医疗机构就诊。不合理的病人流向，使得大医院人满为患，基层医疗机构的资源利用率和技术水平下降。医疗资源配置的不均衡使得患者获得优质医疗服务的机会变小。

就医流程复杂也是造成"看病难、看病贵"的重要原因之一。医院内部分工复杂，科室之间关系交错，导致患者就诊流程复杂。此外，医院检查种类繁多，形式各异，不便于资料的流通、查看和保存。

医院之间的信息不能共享，患者在不同医院之间转诊的流程复杂，需要重复检查的项目较多，造成医疗费用增加，大大加重了患者的经济负担。

我国医疗行业还面临着居民生活水平不断提高带来的对医疗服务新的需求的挑战，人们对于医疗服务的需求已经从简单的治病救人，逐渐转变到集保健、预防和诊疗为一体的智能医疗服务需求，主要体现在：

（1）对慢性病监护的新增需求。慢性病已经成为影响我国居民健康的一个重要因素。根据卫生部第四次国家卫生服务调查结果显示，2008年我国居民慢性病患病率高达20%，其中高血压患者7 300万人，脑血管病患者1 300万人，糖尿病患者1 400万人。此外，预计2050年前后，我国公众的营养健康问题将面临更严峻的挑战，重大慢性病如癌症、心脑血管疾病将成为人类健康的主要威胁。对慢性病危害的重视和认识逐渐加深，导致人们产生了对慢性病监护的新需求。

67

（2）对老龄化人群看护的新增需求。我国正逐渐进入老龄化阶段，老年人本来是各种慢性病、急重病的重要患病人群，且目前空巢家庭日益增多，子女工作忙碌，使得对老年人的健康看护需求剧增。

（3）对健康状态改善的新增需求。亚健康人群越来越多，据资料显示，我国符合世界卫生组织关于健康定义的人群只占总人口数的15%，15%的人处在疾病状态中，剩下的70%的人处在亚健康状态。健康意识的增强使得人们更加关注保健和预防。

我国医疗面临的问题和新需求，将引导医疗信息化建设，进一步提升医疗资源的有效利用，降低医疗成本，为居民提供安全、有效、方便、价廉的医疗卫生服务。医疗信息化是医疗卫生事业能否在信息时代更好地服务于患者、服务于社会的重要支撑，这个问题正逐渐受到政府部门和相关企业及组织的关注。

现代通信技术和计算机科学技术将传感器和数据库结合起来，可实现医疗信息化、网络化。医疗信息化用于对病人信息的收集、处理、存储和提取，实现病人信息在医疗相关部门之间的共享，并满足有权限的用户在功能上的需求。医疗信息化涉及大量的用户和医疗机构，具有数据量大、数据增长迅速、存储时间长、实时性和共享度高等特点[1]。

国内医疗信息化发展具有明显的阶段性特征，可以分为三个阶段，第一阶段是医院管理信息化，主要是部门级和全院级管理的信息化，如医院财务系统、人事系统等的信息化；第二阶段是临床管理信息化，通过加入一些临床的应用，如医生工作站系统、护理信息系统、检验信息系统、手术麻醉信息系统、重症监护信息系统、医学影像管理系统、电子病历系统等；第三阶段是区域医疗卫生服务信息化，包括若干医院之间的信息共享以及中小城市或大城市的某个区域医疗机构间信息共享，开发远程医疗、双向转诊、分级医疗、信息发布等应用系统。

目前，我国90%以上的大型医院已经实现了第一阶段的医院管理的信息化，近40%的大中型医院正在建设全院信息化，但大多数医院还停留在第一阶段；有20%左右的医院正在向第二阶段临床管理信息化迈进，系统的实施还不够完善，诸如电子病历系统、医学影像管理系统的实施率都没有超过30%；第三阶段区域医疗卫生服务信息化尚处于起步阶段。

综上所述，目前我国医疗信息化建设虽然取得了很大成绩，但是整体水平还是相对落后，全面建设医疗信息化对于我国的大多数医疗机构，仍存在很大困难。

3.2 医疗物联网总体架构

医疗物联网是物联网技术在医疗领域的应用，它遵循物联网的一般结构，即感知层、网络层和应用层。医疗物联网的总体架构如图 3-1 所示[2]。

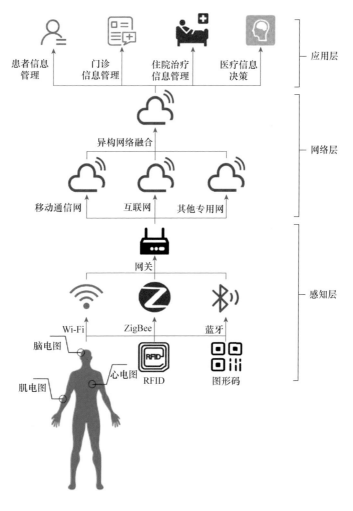

图 3-1 医疗物联网总体架构

1. 感知层

感知层是医疗物联网的重点和难点，它有两个子层：数据采集子层和数据访问子层。数据采集子层通过不同类型的医学感知设备和信号采集设备，完成医疗物联网节点的感知和识别，并采集人、物的数据信息。它使用多种数据采集方法，如射频识别技术、图形码、图像识别技术、通用分组无线电业务技术以及多种类型的传感器，如物理信号传感器、生理信号传感器、化学传感器、基因传感器等，将涉及的人和物的信息传输到网络层易于识别的信息物理系统（Cyber-Physical Systems, CPS）节点。CPS 节点可分为三种类型：被动 CPS、主动 CPS 和网络 CPS。在医疗物联网中，需要根据不同的对象进行相应的识别。

数据访问子层使用不同的访问方式，将数据采集子层收集到的数据通过短距离传输到网络层，访问方式如 ZigBee、Wi-Fi、蓝牙等，主要的访问方式应根据医疗物联网的环境特点和不同对象的需要来选择。

2. 网络层

网络层通过移动通信网、互联网和其他专用网络，实现医疗信息在物联网中的传递。网络层也有两个子层：网络传输子层和服务子层。网络传输子层是医疗物联网的骨干网络，相当于人类的神经中枢和大脑，它利用移动通信网络、互联网和其他专用网络，将感知层获取的数据信息实时、准确、无障碍地传输。医疗物联网的形成并不是要完全取代原有的网络，而是研究适合医院的异构网络与原有网络的结合。服务子层主要是实现异构网络的集成以及各种数据格式、描述、数据仓库等信息的集成，同时在此基础上搭建服务支撑平台，为应用层的各种服务提供开放接口，使第三方可开发相关应用，供医务人员及其他相关人员使用。

3. 应用层

应用层分为医疗信息应用和医疗信息决策应用。医疗信息应用包括患者信息管理、门诊信息管理、住院治疗信息管理等；医疗信息决策应用包括患者信息分析、疾病信息分析、用药信息分析、诊疗信息分析等。应用层通过应用基础设施、中间件向医疗物联网的各种应用提供了 Web 服务、网络管理、信息处理等通用资源调用接口，实现了医疗物联网在传染病防控、紧急救护、远程慢性病监护、远程医疗等领域的应用，如图 3-2 所示 [3]。

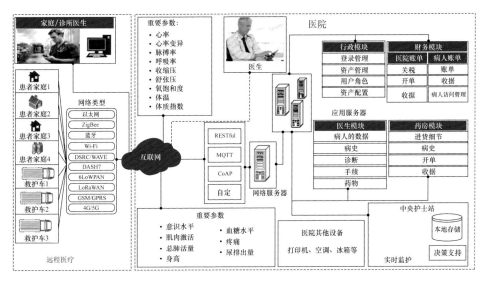

图 3-2　医疗物联网应用层服务

虽然我们已经对物联网架构在技术方面进行了大量的研究工作，但在实际中设计一个以服务为导向的医疗物联网架构仍然存在着许多挑战[4]。基于服务的架构会受到性能和成本的限制，并且随着越来越多的物理对象连接到网络，可扩展性经常会出现问题，特别是当数据量很大时，在不同层级的可扩展性都存在问题，包括数据传输、网络连接、数据处理和管理以及服务配置。此外，从网络的角度来看，医疗物联网是一个非常复杂的异构网络，包括各种类型的网络之间通过各种通信技术进行连接。目前，还缺乏被广泛接受的通用平台来隐藏底层网络或通信技术的异构性，并为各种应用提供透明的命名服务。同时，通过网络进行大量的数据传输也会导致频繁的延迟、冲突和通信问题，开发网络技术与标准，使大量设备收集的数据在物联网网络中有效移动，是一项具有挑战性的任务。此外，如何促进不同实体和管理设备之间的协作，在体系结构和协议级别设计中进行寻址、识别和优化来管理连接的事物，也是一项亟待解决的任务。

由于目前的医疗物联网是基于传统的信息与通信技术（Information and Communication Technology, ICT）开发的，它受到与网络连接的所有事物的影响，因此需要做很多工作将医疗物联网与现有的信息系统或遗留系统集成到一个基础设施中。随着大量的事物被连接到物联网上，将自动产生大量的实时数据流，除非找到一种有效的方法来分析和理解这些数据，否则这些数据并没有多少价值。而分析或挖掘这些数据，需要强大的数据分析能力，这对许多终端用户来说并不容易实现。此外，由于应用程序之间会有很大差异，将医疗物联网的硬件设备与外部资源（如现有软件系统和网络服务）集成则需要开发各种中间件解决方案，因此构建将异构医疗物联网相关数据与传统数据组合在一起的实际应用程序也是一项具有挑战性的任务。

医疗物联网技术和服务的广泛应用在很大程度上依赖于信息安全和数据隐私保护，这是物联网的两个难题。为了确保信息的安全，在借鉴无线传感器网络（Wireless Sensor Networks, WSNs）或其他网络的现有加密技术时，需要仔细审查。随着物联网允许很多传感器设备被跟踪、监控和连接，大量的私人信息可以被自动收集。由于对医疗物联网实体的攻击途径比传统 ICT 环境要多得多，因此物联网环境中的隐私保护问题更加严重，例如，健康监测器将收集患者的心率、血糖水平等信息，通过网络直接发送到医生的办公室，当信息通过网络传输时，患者的数据有可能会被窃取或泄露。因此，通信安全技术，如端到端的加密技术，仍然需要更深入的研究。

为满足远程医疗、社区医疗的信息化，需要借助医疗物联网，将无线网络新技术应用到医疗领域，实现医院、社区和家庭诊疗信息的互通，推动远程医疗和社区医疗信息化的发展，提高无线通信的应用范围和服务能力。在医疗物联网中，无线通信相关技术扮演着十分重要的角色，在直接面向物理世界的感知层，医疗数据的采集和汇聚大多是通过短距离无线通信来实现的；在远程医疗救治、远程医疗监护、移动医护和特殊人群管理等应用中，无线通信技术也是感知层与网络层连接不可或缺的技术手段。

3.3 医疗传感技术

3.3.1 生物传感器

生物传感器是现代生物科技与微电子学、光学等多个学科交叉结合的产物。它横跨化学、生物和信息等多个领域。生物传感器与纳米技术相结合，将是生物传感器领域新的发展方向。生物传感器具有选择性好、灵敏度高、检测快的独特功能，被应用于越来越多的领域。生物传感器以电信号方式直接输出，容易实现检测自动化[5]。

1. 可穿戴、可植入传感技术

随着微电子技术的发展，可穿戴、可植入的医疗监护设备已经逐渐出现并开始应用于医疗健康监护，如穿戴于指尖的脉搏血氧仪、手表式血糖监测仪、腕表式睡眠监测传感器以及其他可穿戴的血压传感器、心电传感器、惯性传感器等。如图 3-3 所示为人体区域内可部署的各种生物传感器。

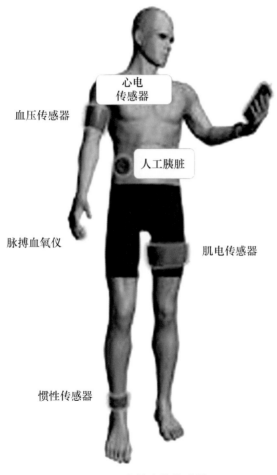

图 3-3　人体生物传感器

按照基本测试技术的不同，医疗监护用的生物传感器的类别如表 3-1 所示。

表 3-1　医疗监护用的生物传感器的类别

类型	描述	示例
生物电传感器	当神经或肌肉细胞受到超出阈值的刺激时，细胞产生动作电位，可以通过细胞内或细胞外的电极进行测量	心电图、胃电图、脑电图、肌电图
生物磁场传感器	特定组织或器官产生的动作电位生成的电场伴随着一个微弱的磁场，可以通过精确的磁传感器或磁强计进行测量	脑磁图、微神经电图、胃磁图、心磁图
生物化学传感器	使用合适的化学品测试细胞内和细胞外某物质浓度变化（如钙、钾离子）	血糖传感器、乳酸传感器、血氧饱和度传感器
生物机械传感器	采用机械传感器测试生物系统的机械功能，如运动、位移、张力、力、压力、流量等	惯性传感器、血压传感器
生物声学传感器	通过皮肤表面的声学传感器测量生物事件振动引起的噪声	心跳监测、血流监测、超声扫描
生物光传感器	通过光传感器测试生物事件产生的自然光或者引入的光特性	使用羊水的荧光特性监测胎儿、红光或红外线测试血氧浓度

生物传感器节点一般由各类传感器、处理器、内存、收发器和能量单元构成，其基本功能包括生理信号检测、信号处理和无线通信，具有能量低、内存小、计算能力低和通信速率低的缺点。

生物传感器可被植入人体用于健康监护、诊断或者成为人工器官，也可穿戴于体表，当其所在环境出现生理上的变化时可以检测、记录和传输变化的信息。

2. 高集成度传感芯片

对于植入体内的生物传感器，其体积必须很小，因此在保证医疗设备高功能的前提下，生物传感器要具有高性能、低功耗、高集成度的特点，这是生物传感器的主要挑战。

生物传感器使用单片系统（System on Chip, SoC）把微程序控制单元和射频收发器集成到一块芯片上，将系统的处理机制、模型算法、芯片结构、各层次电路及器件的设计紧密结合，在一块芯片上完成整个系统，降低传感器平台的总体维度，提供更简化的设计。

由传统集成电路（Integrated Circuit, IC）向 SoC 转变已成为生物传感器发展的必然趋势。与传统 IC 相比，SoC 具有以下优势：

（1）高集成度：SoC 提供了一种不同的设计方法，即在微程序控制单元所处的芯片上集成大部分设备，尽可能缩小电路板的空间，减少组件数，积极应对医疗设备便携化、可植入等需求；

（2）低功耗：能最大限度地降低功耗是高集成度的另一优势；

（3）高可靠性：可减少芯片对外管脚数，减少外围驱动接口单元与电路板间的信号传递，内嵌的线路可以避免系统干扰；

（4）低成本：高集成度能够减少电路板面积，降低采购、物流与制造成本。

利用 SoC 低功耗、高集成度和低成本的巨大优势，能够解决医疗设备便携化面临的小尺寸与多功能、低功耗与高性能以及超长电池使用寿命与高处理能力等难以协调的需求。

3. 生物传感器网络

生物传感器网络所具备的自组织、微型化和对周围区域的感知能力，决定了它在检测人体生理参数、健康状况、医院药品管理及远程医疗等方面可以发挥出色的作用，因而在医疗领域有着广阔的应用前景[5]。

如果在住院病人身上安装特殊用途的生物传感器，如心率和血压监测设备，医生利用传感器网络可以随时了解被监护病人的病情，发现异常能够及时抢救。将传感器按药品种类分别放置，计算机系统即可帮助识别药物，从而减少病人拿错药的可能性。还可以利用传感器网络长时间的收集人体的生理参数，这些数据对了解人体活动机制和研制新药品都有参考价值[6]。

哈佛大学的一个研究小组利用传感器网络构建了一个医疗监测平台。传统模式下，住院病人躺在病床上，身上安装了若干通过线缆连接的监测仪器，很不自由。利用传感器网络技术，安装了生物传感器的病人便可摆脱线缆的束缚，自由活动，医生手持平板电脑可以随时接收报警信息或查询病人状况，该系统已经在波士顿附近的医院进行测试[7]。

4. 生物传感器数据融合算法

生物传感器收集的生理数据，可能受人体的不规则呼吸或突然的动作影响产生低信噪比的不规则信号，且节点的通信、计算和存储能力受限于硬件资源，无法进行复杂的处理。因此基于部署的生物传感器测量结果，通过数据融合算法判断使用者当前的健康状态，目前已经成为研究的热点。例如，对于帕金森病和脑卒中患者，利用综合惯性传感器和肌电传感器采集的数据，检测冻结步态和震颤。

生物传感器数据融合算法需要研究人体生理参数，即从采集到的数据（如心电图、脑电图）中找到具有生理意义或代表状态的特征点，如人体脉搏波中的主峰峰值点和重搏波峰值点等；同时对于可穿戴、可植入体内的传感器，需要考虑内嵌式轻量级的数据融合算法的设计和实现，来解决利用有限资源处理大量传感器产生的数据问题；除了设计和开发实现内嵌式轻量级的数据融合算法，还可以通过发展协作的方式，减轻单个节点的数据融合任务，以达到提高识别精度和减少数据量的目的。例如在对人体的多个生理参数进行监测的医疗应用场景中，每个节点在正常状态下以低功耗和低采样率工作，当其中一个传感器发现生理参数异常时，就会通过传感器网络请求其他节点协作，提高功率和采样率，以便更细致、更全面地监控，确保疾病被及时发现[8]。

5. 智能医疗传感器

自从数字电路技术在传感器技术领域得到应用后，医疗传感器的智能化成为重要的研究与发展方向。随着智能化的发展，医疗传感器由单一的敏感元器件扩展为集信号获取、处理、存储与传输等功能于一体的传感器系统。医疗传感器的功能也不再局限于简单的信号转换，而是能够将感知到的外部世界的有用信息提取出来。智能医疗传感器具有独立处理信息的能力，能够对周围情况做出反应，而不是简单地将全部信息传送给中央控制器。智能医疗传感器具有以下功能：

（1）自补偿和计算。自补偿和计算是智能医疗传感器最突出的功能。在智能医疗传感器内部由可用于采集人体生理参数（如心率、血氧饱和度等）进行数字化处理的微处理器，实现对智能医疗传感器的多方面补偿，降低采集过程中诸如人体移动等产生的噪声对信号精度的影响[5]。

（2）自诊断和自校准。智能医疗传感器对人体生理参数采集的实时性要求较高，因此智能医疗传感器通过监测生理参数是否异常来完成自诊断和自校准。

3.3.2 识别技术

医疗物联网感知层需要采集人体的心电图、血压值、血糖值、血氧饱和度、体脂率等各种医疗数据，医院管理人员也需要借助各种感知设备来实现药品管理、移动设备的定位和监控、医疗垃圾管理、高价值卫生耗材管理等。识别技术是物联网感知物理世界获取信息和实现对物体控制的首要环节，通过识别技术实现对物联网中的人体和物体的标识以及位置信息的获取。

目前医疗物联网采用的识别技术包括条码、二维码、RFID 等。其中，二维码、RFID 等将医疗信息中的物理量、化学量、生物量转化为可供处理的数字信号。

1. 条码

条码是依据特定的编码规则，将特定宽度的黑条和白条排列成可表达特定信息的图形标识符，大多是由反射率区别很大的黑条和白条组成的平行线图案。条码的扫描需要利用扫描器的光源照射，再接收反射光，通过光电转换器读取反射光的明暗信息，生成数字信号。在不同的编码规则下，条码包含了静区、起始符、数据符和校验符、终止符，部分条码还包含了校验位[9]。

条码是一种经济实用的自动识别技术，它具有以下特点：

（1）输入速度快：与键盘输入相比，条码输入的速度是键盘输入的 5 倍，并且能实现"即时数据输入"；

（2）可靠性高：键盘输入数据出错率为百分之一，光学字符识别技术出错率为万分之一，而采用条码技术误码率低于百万分之一；

（3）采集信息量大：利用传统的一维条码一次可采集几十位字符的信息（二维码更可以携带数千个字符的信息），并有一定的自动纠错能力；

（4）成本低，易于制作：条码标签易于制作，对设备和材料没有特殊要求，识别设备操作容易，不需要特殊培训，且设备也相对便宜。

条码种类繁多，常见的大概有 20 多种码制，包括 Code 39 码（标准 39 码）、库德巴码（Codabar）、Code 25 码（标准 25 码）、ITF 25 码（交叉 25 码）、UPC-A 码、UPC-E 码、EAN-13 码、EAN-8 码、中国邮政码、Code 11 码、Code 93 码、ISBN 码等，其中医疗卫生领域主要使用 Codabar 码。Codabar 码出现于 1972 年，是一种长度可变的非连续型自校验数字式码制，其字符集为数字 0～9，A、B、C、D 4 个大写英文字母，6 个特殊字符（"-"、":"、"/"、"。"、"+"、"￥"），如图 3-4 所示。

图 3-4　常见条码类型

条码技术在医疗卫生领域主要用于病房管理、病历管理、诊断和处方管理、化验管理和药品管理等。

医疗机构为患者注册时，生成一个条码来确认身份，包含患者姓名、性别、出生年月日等信息，患者凭借条码挂号；在划价收费处，通过扫描患者条码，收费并将确认资料传送至检验科或药房；药房通过扫描患者条码确认病人身份后，将药发给患者。

对于住院患者，可以为其制作带有条码的腕带、病床标签和病历标签，快速识别病人和疾病类型。典型应用为移动查房，医生通过扫描病人腕带上的条码，可以方便地调出病人的电子病历，快速掌握病人全部信息，有利于医生处理各种情况，并将处理信息传输至信息中心，及时反馈给主治医生，提高工作效率。

条码技术在处方管理中也发挥了重要作用，处方由医生开出，通过条码打印机为病历标识处方，并快速、准确地识别处方的配药情况、用药记录，不同的处方有不同的条码，为区分一人多处方的情况，在配药的时候将与处方一起核对配药是否正确。

条码技术还可对医院内的药品进行管理，为药品生成相应的条码，药房工作人员配药时可通过扫描药品架上的条码进行核对，防止出错，便于管理人员随时掌握药品库存变化。

2. 二维码

二维码是按照一定的规则在平面排列黑白相间的几何图形来记录数据信息的，可以通过光电扫描仪自动读取并处理信息。

二维码有堆叠式和矩阵式两种。堆叠式二维码是由多行条码堆叠起来的，在读识方式、校验原理、编码设计等方面继承了条码的特点，在印刷和读识方面的技术与条码兼容，但由于是多行堆叠，需要判断每一行的范围。具有代表性的堆叠式二维码有 Code 16K 和 PDF 417 等[11]。

矩阵式二维码是在矩形空间，利用点的有无（或黑白）表示 1 或 0，通过点在矩形空间中的排列方式进行编码的。点的排列方式决定了二维码的意义，可以通过组合编码原理和图像处理技术等形成新型符号识读技术来对矩阵式二维码进行编码。具有代表性的编码方式有 QR Code 码等[12]，如图 3-5 所示。

PDF 417

Code 49

Data matrix

QR Code

Maxi Code

Aztec Code

图 3-5　二维码的各种编码方式

二维码具有以下特点[11]：

（1）编码密度高，可容纳信息量大；

（2）编码涵盖内容广；

（3）有一定的纠错功能，容错能力强；

（4）译码可靠性高；

（5）可引入加密措施，防伪性好；

（6）成本低，易制作，持久耐用；

（7）条码的形状、大小比例可变。

79

二维码在物联网中的一个最基本的应用是记录患者的基本信息（如姓名、年龄、血型、证件号、紧急联系电话等），而且还包括病史、过敏史等医疗信息。一维条码需要从后台调出患者信息，而二维码自身就可以存放患者信息。通过病人腕带上的二维码，可以帮助医生全面了解患者的情况，这种应用尤其适用于急救患者和老人，医生只要扫描一下二维码就可以快速确认患者的详细资料，完成入院登记并进行急救，不仅效率高而且准确，为患者急救争取了宝贵的时间。对于住院病人，还可以记录患者的入院时间、疾病信息和生理参数等信息。

二维码还可以和手机结合使用，通过手机扫描二维码实现医疗费用报销，患者可以通过手机随时查询报销数据，避免个人医保卡被违规套用；医生通过手机可快速查询患者健康档案，提供诊疗服务。

目前二维码在部分医院用于患者管理已经非常成熟，患者入院即携带腕带，腕带上的二维码作为信息的获取载体，方便医生随时了解患者信息，提高了医生的工作效率，增加了患者的救治率。

3. RFID 技术

射频识别（RFID）技术又称电子标签，是 20 世纪 90 年代开始兴起的一种自动识别技术，利用射频信号通过空间耦合（交变磁场或电磁场）实现无接触信息传递并通过所传递的信息达到识别的目的。常用的频段有低频（125 kHz 或者 134.2kHz）、高频（13.56MHz）、超高频（860 ～ 960MHz）。

RFID 技术一般由中央信息系统、标签和读写器三个部分组成[13]。

（1）中央信息系统：一般由数据库、中间件和信息处理系统组成，用于处理读写器读取到的标签信息，在不同的系统有不同的应用；

（2）标签：一般由芯片和耦合天线组成，通过唯一的电子产品代码标识物体，并与被标识的对象组合在一起；

（3）读写器：一般可外接天线，能够接收和发送射频信号，用于实现对标签信息的读取和擦写。

RFID 技术的工作原理如图 3-6 所示，① 读写器通过天线发射一定频率的射频信号；② 标签进入磁场后，无源标签凭借感应电流所获得的能量发送存储在芯片中的产品信息，有源标签主动发送某一频率的信号；③ 读写器采集信息并解码；④ 读写器将解码后的信息发送至计算机主机进行处理。

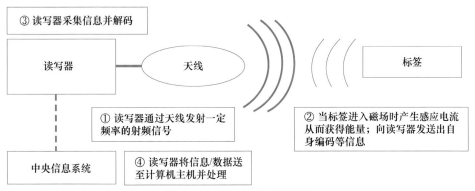

图 3-6 RFID 技术工作原理

RFID 技术在医院物流管理、患者及生物样品识别、物品追踪（包括医疗器械、药品、血液、医疗垃圾等）等方面有着广泛的应用。

（1）RFID 技术在医院物流管理中的应用。在医疗物资入库时，可以用编码器写入存放位置、入库时间等信息，并核实实物是否与到货通知单相符。在医疗物资出库时，可通过安装在出口处的读写器读取物资的基本信息，并传给管理机，用于和电子处方比对，判断出库的物资是否与处方相符。在配送的过程中，采用电子标签技术提高配送速度，提高拣选与分发的效率和准确率。可以设想一下，所有到达配送分发中心的医疗物资都贴有电子标签，配送中心可以根据数据库中的电子标签信息，快速地查找到发货信息中的医疗物资的准确位置，并由操作员快速地实现物资的提取和配送[14]。

（2）RFID 技术在患者及生物样品识别中的应用。在 RFID 系统管理下，每一个患者将被分配一个 RFID 标签，该标签记录了患者的姓名、性别、年龄、药物过敏史等信息，方便医护人员对患者身份进行确认。和条码腕带相比，RFID 技术具有更多的智能功能，病人可以佩带不可转移的射频标签标识带以避免身份混淆，特别适用于婴儿的安全识别，避免抱错婴儿；医院可以使用 RFID 标签标识生物样品，标签可在极度寒冷的环境下（如保存某些生物样品的液态氮）运行，便于对病理样品的定位和监测。

（3）RFID 技术在物品追踪中的应用。在医疗机构应用 RFID 技术可以方便有效地对医疗器械设备进行识别、定位和监测，提高轮椅、输液泵等可移动设备的利用率，帮助医疗机构在遇有紧急情况时快速找到关键设备，提高救治患者的成功率；RFID 技术可以实现药品的防伪和追踪，可以将 RFID 标签附着在包装上，利用 RFID 标签信息的唯一性，实现药品信息无法被篡改和复制。在药品生产线的两边安装 RFID 标签读写装置可以在产品进行包装时自动地读取 RFID 标签信息，并将这些信息同步到药品管理系统中，实现药品从出厂到使用的全程跟踪和监控，从而有效地防止假冒伪劣药品出现在患者的治疗过程中[15]。在血液的追踪管理上，凡终身不能献血者将被系统自动识别，拒绝其献血，有效防止受血者因输血而感染疾病。

条码技术是目前医疗领域应用最广泛的识别技术，但由于条码容易损坏、污染、容量较小等，正逐渐被 RFID 标签所取代。和条码技术相比，RFID 技术具有以下优点：

（1）无磨损非接触式阅读。RFID 标签的使用寿命可达十年以上，读写次数达十万次之多，特别适用于对物资管理有特殊要求的场景。如在医院物流管理时，医疗物资必须达到消毒标准的规定，传统的条码技术无法避免信息采集过程中的直接接触，接触可能会带来医疗物资在使用前被污染的可能性，而 RFID 标签可以被无磨损地非接触式阅读，无疑是一种更理想的选择。

（2）可同时对多个移动中的物体进行识别。在对入库药品进行信息采集时，可以将整批药品置于 RFID 读写器识别区域，对整批药品进行快速地识别，避免了采用条码识别时对药品拆分、逐件扫描、整理入库的复杂操作[16]。

（3）标签可重复读写，存储容量大。RFID 标签可以根据具体使用要求扩充容量，并且可以进行多次重复读写。相比之下，条码在打印之后就只能读取，不能更改。因此 RFID 标签适用于存储物品种类多、数量大且经常变更的情况[16]。

目前美国食品药品监督管理局（Food and Drug Administration, FDA）已经批准将 RFID 标签植入人体内，美国数字应用解决方案（Applied Digital Solutions, ADS）公司研发的 VeriChip 芯片，通过注射的方式将米粒大小的芯片植入上臂皮下，芯片在接收到专用扫描仪发射的无线电波后，将提前写入的植入者的身份信息，由扫描仪读取并上传到数据管理中心。ADS 公司通过对患者的定位，可以快速地向医疗机构发送其身份信息和历史就诊信息，从而实现对患者快速且有效地治疗[17]。

4. 生物识别技术

生物识别技术是利用人体生理和行为上的特征，通过计算机和多种传感器相结合进行身份识别的一种高科技技术。

身份识别的传统方法是通过身份标识物体和身份标识知识这两种方法实现的，这两种方法存在着容易被遗忘、被伪造、被盗取等问题，相比之下，生物识别技术采用的识别材料不用记忆且不会被盗取，更加安全、方便，保密性也更好。

目前生物识别技术形态多样，有指纹识别、手掌几何学识别、虹膜识别、视网膜识别、人脸识别、签名识别、声音识别和基因识别等。

（1）指纹识别。实现指纹识别有多种方法，如通过指纹的局部细节、全部特征，或通过指纹的波纹边缘模式和超声波来识别。在所有生物识别技术中，指纹识别是当前应用最为广泛的一种。

（2）手掌几何学识别。通过测量使用者的手掌和手指的物理特征来识别。手掌几何学识别使用方便，手形读取器使用的范围很广，且易集成到其他系统，因此成为许多生物识别项目中的首选技术。

（3）视网膜识别。使用光学设备发出的低强度光源扫描视网膜上独特的图案，因为要求使用者注视接收器并盯着一点，用户接受程度很低，是一种非主流的生物识别技术。

（4）虹膜识别。虹膜识别是与眼睛有关的生物识别中对人产生较少干扰的技术，使用时不需要用户与机器发生接触，但是目前虹膜扫描设备在操作简便性和系统集成方面没有优势。

（5）人脸识别。到目前为止，人脸识别在实际应用中成功率较低。克服技术障碍后，可以预测它将成为一种重要的生物识别方法。

（6）签名识别。作为一种很容易被接受的身份识别的方法，签名识别已经被应用在交易过程中，用于确认交易者身份。但是相比于其他生物识别的技术，签名识别的应用还很少[18]。

（7）声音识别。声音识别是通过采集和分析声音的特征来识别身份信息的。虽然目前已有一些利用声音识别技术的产品投入市场，但是由于传感器采样精度和人声的可变性，在具体的应用中存在一定的问题。相关的研究工作也还在进行中[18]。

（8）基因识别。由于基因对于个人是唯一且确定的，利用基因进行生物识别也就具有了其独特的优势。在有的国家，基因身份证已经投入应用了。获取基因身份证需要对个人的基因进行提取和化验，选取 DNA 指纹，载入基因

83

数据库。医疗机构可以通过读取基因身份证上的信息，读取患者的病历。但是由于基因识别在技术上还不成熟，不能够快速地取样并鉴定，也就不能快速地识别身份信息，因此很大地限制了基因识别的应用。

3.4　无线网络技术

远程监护时，生物传感器采集到的患者的生理参数通过近距离无线通信技术传输到网关，网关再通过网络层的广域网传输到远程监护服务器。广域网包括互联网、通用分组无线服务（General Packet Radio Service, GPRS）网络、第5代移动通信技术（5th Generation Mobile Communication Technology, 5G）网络、LTE网络、广电网络、卫星网络、医疗行业专网等。

现阶段医疗物联网在广域网传输环节通常共用已部署的运营商网络，随着远程监护等医疗物联网应用的推广，运营商需要为用户提供更经济的传输管道，更贴近需求的策略和服务质量，最终转型成为网络能力可开放、服务质量可量化、资源可动态按需配置的智能化信息基础设施服务提供商。

3.4.1　近距离无线通信技术

在医疗物联网应用中，需要将各种穿戴式生物传感器采集的患者生理参数通过近距离无线通信技术传输到网关，网关将收集到的数据通过网络，传输到远程监护服务器或远程医疗中心。

医疗物联网感知层含有大量的传感设备，这些设备一般使用近距离无线通信技术作为主要通信手段，避免了因复杂连线给医务人员带来的操作不便以及给病人心理带来不良影响。根据采集对象、使用环境、覆盖范围以及电磁辐射等要求的不同，医疗物联网的感知层可能使用多种近距离无线通信技术。目前医疗物联网采用的近距离无线通信技术包括蓝牙、ZigBee、Wi-Fi等。由于生物传感器大多有低功耗的特点，因此目前在传感器与其上级节点之间进行通信时，大多使用ZigBee、蓝牙等低功耗近距离无线通信技术；在对传感器收集的大量数据进行上报、医疗设备互联和医院业务无线化等应用场景，则可以使用传输速率更高的Wi-Fi。

1. 医疗频段划分

物理层频段的选择是各种近距离无线通信技术最重要的因素之一，通常医疗应用可使用的频段由不同国家的相关部门规定，部分国家和地区的医疗频段使用情况[42]，如图 3-7 所示。

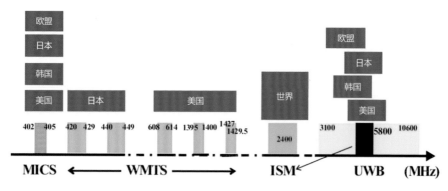

图 3-7 部分国家和地区的医疗频段使用情况

（1）医疗植入通信服务（Medical Implant Communication Service, MICS）频段：大部分国家和地区为 402 ～ 405MHz，需要申请执照。

（2）无线医疗远程监测服务（Wireless Medical Telemetry Service, WMTS）：一般通过无线电技术来远程监测患者的健康，目前主要在美国、日本等国家使用，主要频段分散在 420 ～ 429MHz，440 ～ 449MHz，608 ～ 614MHz，1 395 ～ 1 400MHz，1 427 ～ 1 429.5MHz 等，该频段只用于医疗通信。

（3）超宽带（Utra Wide Band, UWB）频段：美国联邦通信委员会（Federal Communications Commission, FCC）规定，UWB 的频段范围在 3.1 ～ 10.6GHz，最小工作频宽为 500MHz。UWB 频段不采用载波，而是利用纳秒至微微秒级的非正弦波窄脉冲传输数据，所占的频谱范围很宽，适用于高速、近距离的通信。

工业的、科学的、医学的（Industrial Scientific Medical, ISM）频段：ISM 频段是国际电信联盟无线电通信局（The ITU Radio communication Sector, ITU-R）定义的，ISM 频段的分配不需要牌照，其中 2.4 ～ 2.4835GHz 为全球通用的 ISM 频段，很多标准如 802.11（无线局域网（Wireless Local Area Network, WLAN）底层）、802.15.1（蓝牙底层）、802.15.4（ZigBee 底层）等都使用了该频段，带来这些频段上的共存性问题。

2. ZigBee

ZigBee 是一种近距离无线通信技术，物理层（Physical Layer）和媒体访问控制（Media Access Control, MAC）层基于 IEEE 802.15.4 的协议标准，网络层基于 ZigBee 技术联盟的标准，应用层可以根据用户的需求进行开发，实现灵活机动的组网，方便地应用于不同的场景[19]。

在不同地区，ZigBee 的工作频段是不同的。在欧洲，ZigBee 的工作频段是 868MHz，信道带宽为 0.6MHz，只有 1 个信道；在美国，ZigBee 的工作频段是 915MHz，信道带宽为 2MHz，有 10 个信道；全球通用的 ZigBee 的工作频段是 2.4GHz，信道带宽为 5MHz，有 16 个信道。ZigBee 技术采用了直接序列扩频的方式，但是不同的频带在从比特到码片的变换方式上有很大的区别，在调制方式上，ZigBee 技术采用了调相技术，但是欧洲和美国的 ZigBee 技术采用的是二进制相移键控（Binary Phase Shift Keying, BPSK）调制方式，而全球通用的 ZigBee 技术采用的是偏移四相相移键控（offset-Quadrature Phase Shift Keying, OQPSK）调制方式[20]。

IEEE 802.15.4 物理层较为简单，通过比特到符号、符号到码片的变换并调制后输出基带信号。MAC 层的核心是信道接入技术，包括时分复用保证时隙（Guaranteed Time Slot, GTS）技术和随机接入信道载波侦听多路访问 / 冲突避免（Carrier Sense Multiple with Collision Avoid, CSMA/CA）技术。目前 ZigBee 并没有对时分复用 GTS 技术进行相关的支持，专注于 CSMA/CA 技术。ZigBee/IEEE 802.15.4 的网络所有节点都工作在同一个信道上，如果邻近的节点同时发送数据就有可能发生冲突，因此采用 CSMA/CA 技术，节点在发送数据前先侦听信道，如果信道空闲则可以发送数据，否则进行随机地退避。通过信道接入技术，所有竞争节点共享同一个信道。

ZigBee 主要是为工业现场自动化控制数据传输的应用而建立，具有以下显著特点：

（1）功耗低：ZigBee 设备有工作模式和休眠模式两种。工作模式下，由于技术标准的特点，数据传输率低，传输信号的收发时间短，传输数据量少；而休眠模式则可以进一步降低功耗，使得 ZigBee 的设备能够运行很长时间[16]。

（2）成本低：ZigBee 具有无专利费、通信协议简单等特点，降低了 ZigBee 设备的使用成本[21]。

（3）速率低：ZigBee 专注于数据传输率低的应用，其设备的数据传输率只有 10 ～ 250kbps，适合传输温度、湿度之类的简单数据。

（4）距离近：ZigBee 设备为低功耗设备，其发射功率为 0 ～ 3.6dBm，通信距离为 10 ～ 75m，具有检测能量和链路质量的能力。根据这些检测结果，设备可自动调整发射功率，在保证通信链路质量的条件下，最小地消耗设备的能量。

（5）可靠性高：ZigBee 地 MAC 层采用 CSMA/CA 技术，能够提高信息传输系统的可靠性。为了避免数据传输过程中存在的竞争和冲突，ZigBee 预留了固定带宽的专用时隙，方便通信业务的进行。同时，ZigBee 还为时延敏感的应用提供了优化方案[22]。

（6）网络容量高：ZigBee 定义了全功能设备（Full Function Device, FFD）和精简功能设备（Reduced Function Device, RFD）两种形式。对于全功能设备，要求支持所有的 49 个基本参数，而对于精简功能设备，在配置时只要求它支持 38 个基本参数。在每一个 ZigBee 无线网格内，地址码分为 16bit 短地址或者 64bit 长地址，可容纳的最大设备个数分别为 216 个和 264 个，具有较高的网络容量。

（7）自配置：IEEE 802.15.4 在 MAC 层中加入了关联和分离功能，达到了支持自配置的目的。自配置不仅能自动建立一个星状网，还允许创建自配置的对等网，可以在关联过程中实现各种配置，例如为无线个人区域网（Wireless Personal Area Network, WPAN）选择信道和标识符（ID），为设备分配 16 位短地址，设定延长电池寿命选项等。

（8）高安全：为保证 ZigBee 设备之间数据通信的安全性，ZigBee 提供了一套基于 128 位高级加密标准（Advanced Encryption Standard, AES）安全机制，并集成了 IEEE 802.15.4 的安全元素，具备数据完整性检查和鉴权功能。

（9）免执照频段：ZigBee 在我国使用 2.4GHz 频段，但使用需要申请。868/915MHz 在我国尚不能用。

ZigBee 目前尚未定义电源管理策略，需要研究尽量降低节点空闲侦听、无意旁听、数据包碰撞、控制信息传播产生的能耗，并研究能量有效的 MAC 层协议。

此外，互联网协议（Internet Protocol, IP）因其开放性、可扩展性、可管理性、健壮性、灵活性、分层架构等特点能很好地满足物联网感知层未来的发展需要。

考虑到物联网具有海量的端节点，只有第 6 版互联网协议（Internet Protocol Version 6, IPv6）才能提供足够的地址资源。对于 ZigBee 技术来说，由于其具有低功耗、低存储容量、低运算能力的特性以及受限于 IEEE 802.15.4 的 MAC 层协议帧小，不支持组播的技术特性，不能将 IPv6 直接架构在 MAC 层之上，需要在 IPv6 和 MAC 层之间引入适配层来屏蔽两者之间的差异。因此，对 IPv6 的研究也是当前的研究热点。

如要基于 IEEE 802.15.4 的 MAC 层传送 IPv6 报文，需要解决以下关键问题：

（1）IPv6 地址的生成和管理：需要相应的地址转换机制实现 IPv6 地址和 IEEE 802.15.4 地址的转换。

（2）最大传输单元（Maximum Transmission Unit, MTU）的适配：完成 IEEE 802.15.4 的 MAC 层（留给网络层以上负载最大为 102 字节）和 IPv6（最小 MTU 为 1280 字节）的适配。

（3）轻量化 IPv6 协议：确定保留或者改进 IPv6 的功能，满足嵌入式 IPv6 在成本、功耗、体积和功能上的严格要求[23]。

（4）报头压缩：IPv6 基本报头通常为 40 字节，安全机制、扩展报头和传输层报头的存在会使报头更长，降低了传输的效率，所以需要对报头进行压缩[23]。

（5）路由机制：IPv6 使用基于距离矢量的路由协议和基于链路状态的路由协议，需要周期性地交换信息来维护网络路由表，而在资源受限的体域网中，节点从休眠到激活状态的切换会造成拓扑变化比较频繁，导致控制信息占用大量的信道资源，需要对 IPv6 路由机制进行优化改进，重点研究网络拓扑控制技术、数据融合技术、多路径技术、能量节省机制、服务质量保证机制。

（6）组播支持：IEEE 802.15.4 的 MAC 层只支持单播和广播，不支持组播，而 IPv6 在邻居发现和地址自动配置等机制中，都需要链路层支持组播，需要研究从 IPv6 组播地址到 MAC 层地址的映射机制，即在 MAC 层用单播或者广播替代组播。

（7）网络管理：传统的简单网络管理协议（Simple Network Maragement Protocol, SNMP）是否可行，还需要重新设计适合的网络管理机制。

（8）安全机制：在 IEEE 802.15.4 的应用中，大多数都需要安全保证，目前 IEEE 802.15.4（在链路层提供 AES 安全机制）没有密钥分配、管理等机制，需要上层提供合适的安全机制。

ZigBee 最初主要是为工业现场自动化控制数据传输的应用而建立，目前在远程医疗监护领域也有广泛的用途，IEEE 现正在研究和制定 ZigBee 技术用于医疗体域网的底层标准，具体包括：

（1）IEEE 802.15.4n：基于 IEEE 802.15.4 定义的适用于我国医疗频段（174 ～ 216 MHz，407 ～ 425 MHz，608 ～ 630 MHz）的物理层标准及其适配的 MAC 层标准，该标准正在制定过程中；

（2）IEEE 802.15.4j：基于 IEEE 802.15.4 定义的适用于美国联邦通信委员会（Federal Communications Commission, FCC）提议的医疗人体域网（Medical Body Area Network, MBAN）物理层（2 360 ～ 2 400 MHz）标准及其适配的 MAC 层标准，该标准尚未发布。

ZigBee 技术低功耗、低成本的特点非常适用于远程医疗监护系统。ZigBee 用于医疗监护时，携带了各种穿戴式传感器的用户可在家里自由活动，节点可根据房间的分布进行布置，最大限度地覆盖活动区域。

利用 ZigBee 技术搭建的传感器网络如图 3-8 所示，传感器节点包含了患者的多个生理参数，中央控制器控制这些传感器并采集传感器的数据，通过通信网络将数据发送到传感器网络的基站，并通过基站将监护数据传输到医院数据中心，交给医务人员处理。通过这样的组网方式实现了实时的远程监护，为远程医疗提供了数据支持[24]。

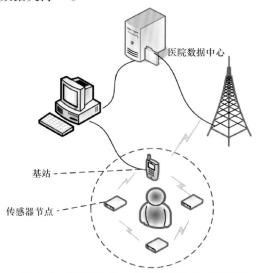

图 3-8　利用 ZigBee 技术搭建的传感器网络

89

远程医疗监护系统具有一定的扩展性和灵活性。传感器可以根据不同的需要进行设置，该系统还可以通过互联网与其他类似的医疗监护系统一起，在更大的范围内进行组网，构成社区、医院、城市乃至全国的远程医疗实时监护网络[25]。如图 3-9 所示。

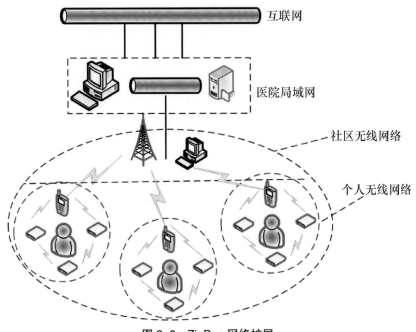

图 3-9　ZigBee 网络扩展

3. 蓝牙

　　蓝牙是一种近距离的无线通信技术，工作频段为全球通用的 2.4GHz，传输速率一般为 1 ～ 3Mbps。蓝牙可以实现点对点以及点对多的通信，采用无线的方式可以将若干个蓝牙设备组成一个微微网，微微网又可以相互连接构成分散网，从而构成灵活的拓扑结构，实现各种蓝牙设备之间的通信。蓝牙设备分为三个功率等级，分别是：工业用"Class1"——100mW（20dBm），日常生活常见的"Class2"——2.5mW（4dBm）和传输距离最短的"Class3"——1mW（0dBm）标准，相应的有效范围是 100 米、10 米和 1 米[26]。

　　截至 2020 年，蓝牙共有 12 个版本，分别为 V1.0，V1.1，V1.2，V2.0，V2.1，V3.0，V4.0，V4.1，V4.2，V5.0，V5.1，V5.2，主要版本的内容和特点如表 3-2 所示。此外，IEEE 802.15.1 工作组基于蓝牙 V1.1 版本制定了 IEEE

802.15.1-2002，基于 V1.2 版本更新为 IEEE 802.15.1-2005。

表 3-2　蓝牙各版本及其特点

蓝牙版本	发布时间	特点
V1.0B	1999	缺乏严格的实施准则，不同厂商的产品互不兼容。同时，在两个装置"握手"过程中，蓝牙硬件的位置会被传送出去，在协作的层面上不能做到匿名，有泄漏资料的危险
V1.1	2002	第一个成功操作的蓝牙版本，传输率约在 748 ~ 810kbps，明确了设备验证的步骤，处理了主从设备之间的竞争矛盾，解决了数据格式兼容问题[27]
V1.2	2003	具有里程碑意义的蓝牙版本，至今被广泛使用。该版本增加了四项新功能[27]： （1）应用自适应跳频（Adaptive Frequency Hopping, AFH）技术，自动选取合适的频段，减少蓝牙设备与其他无线通信设备间存在的干扰问题 （2）采用延伸同步连结导向信道（Extended Synchronous Connection-Oriented links, ESCO）技术，提供具有高服务质量的语音传输，满足产品在语音传输上的更高要求 （3）采用快速连接技术，减少了重新搜索和连接的时间，保证了连接过程的快速和稳定，增强了蓝牙产品在使用过程中的平顺感 （4）后向兼容早期蓝牙设备
V2.0+EDR	2004	提高了传输速率（在 1.8 ~ 2.1Mbps） 降低了设备功耗，减小了移动设备的电量负担，改善了用户在传输大型文件和多个蓝牙设备协作时的体验 增加了带宽，简化了多种连接模式 后向兼容早期蓝牙设备 降低了误码率 加入译码芯片，无须 A2DP[27]
V2.1+EDR	2007	改善装置配对流程，自动使用数字密码进行配对与连接 更佳的省电效果，加入了新的功能，通过设定在装置之间互相确认信号发送的间隔来达到节省功耗的目的
V3.0+HS	2009	高速蓝牙技术规范，其特点为： （1）使用了移动页面加速技术，这是一种全新的交替射频技术，允许蓝牙协议栈针对任一任务动态地选择正确射频 （2）通过集成协议适应层，提高其传输速率与 Wi-Fi 相当，理论值达 24Mbps，可用于录像机与高清电视、笔记本与便携式播放器、新型便携式笔记本电脑与打印机之间的资料传输 （3）功耗方面，高速率传输大量数据自然会消耗更多能量，该版本引入增强电源控制机制来降低实际空闲功耗

续表

蓝牙版本	发布时间	特点
V4.0	2010	包括传统蓝牙、高速蓝牙和低功耗蓝牙三个子规范。低功耗蓝牙的特点为：超低的峰值、平均值与待机功耗；使用标准扣电池足以操作数年；低成本；多种设备之间的互操作性强；有效传输距离由原来的10m左右提升到60m左右；应用范围扩展到体育健身、医疗保健、自动化和工业等领域
V5.0	2016	在低功耗模式下具备更远更快的传输能力，支持室内定位，可以实现1 m的定位精度；支持信号中继，兼容蓝牙V4.0系列。基于物联网的各种应用，包括制造工厂、办公楼、购物中心、商业园区和健康社区等应用场景中

　　蓝牙技术目前包括多个版本，有传统蓝牙、高速蓝牙和低功耗蓝牙，蓝牙技术联盟正致力于促进多版本间的兼容。蓝牙技术联盟在2011年宣布，蓝牙品牌将增加 Bluetooth Smart Ready 和 Bluetooth Smart 两个新商标，其中贴有 Bluetooth Smart 商标设备涵盖低功耗的蓝牙 V4.0 单模无线标准的设备，包括心率监测仪、计步器等使用纽扣式电池以及用于收集特定信息的感应器类的电子设备。Bluetooth Smart 商标设备只能与具有双模式射频的贴有 Bluetooth Smart Ready 商标的设备和制造商明确制定的蓝牙设备进行连接。2016年，为了进一步适应物联网的应用需求，在兼容蓝牙 V4.0 的基础上，蓝牙技术联盟推出了第五代蓝牙技术，提供更高的速率、更远的连接距离，同时支持了定位和定向的功能，并具备了网状组网能力，可以十分方便地支持多对多的连接，广大区域的连接，并提供新型服务。

　　蓝牙技术在医疗物联网的应用包括病房监护、动态监护、远程监护等。

　　在病房监护中，患者携带的各种小型传感器构成了微网，而病房中各病床所组成的微网一起构成散射网，带有蓝牙芯片的房间探测器作为散射网中数据传输的主设备，将病房中患者的生理参数传输到医院数据中心。

　　动态监护指对处于正常生活和工作条件下的患者进行长时间（24小时甚至更长）的连续监测，可以在早期准确地诊断一些重要的生理系统的功能性疾病。目前最常用的动态监测有动态心电监测、动态血压监测、上消化道多生理参数的动态监测、脑电动态监测，传统的方式是利用病人随身携带的能够连续记录生理参数的记录盒，将记录的数据传输到医院数据中心进行处理和分析。相较于传统的方式，蓝牙技术可以更方便地将传感器和记录盒连接起来传输数据，避免了患者需要随身携带很多连线的情况发生[28]。

远程监护是指通过在家中安装一个带有蓝牙芯片的房间探测器，各种医疗设备将数据通过蓝牙芯片传输到房间探测器，房间探测器再通过网络将数据传输到医院数据中心，达到远程监护的目的。通过蓝牙技术的使用，避免了复杂连线给患者心理带来的不良影响，促进患者的心理健康和康复。

4. Wi-Fi

Wi-Fi 是由 Wi-Fi 联盟持有的一个无线网络通信技术的商标，最初是 IEEE 802.11b（第一个无线局域网标准）的别称。随着技术的发展，IEEE 802.11 系列标准已被统称为 Wi-Fi。

（1）802.11a 是 802.11b 后续的标准，支持的传输率为 6Mbps、9Mbps、12Mbps、24Mbps、36Mbps、48Mbps 和 54Mbps，覆盖范围 50m 左右。工作在 5.8GHz 频段，最高传输速率为 54Mbps，在物理层采用了正交频分复用（Orthogonal Frequency Division Multiplexing, OFDM）技术，MAC 层采用 CSMA/CA 协议。

（2）802.11g 工作在 2.4GHz 或频段，最高传输速率为 54Mbps。也支持传输速率的 1Mbps 或 2Mbps 的 Barker 码，5Mbps/11Mbps 的 CCK 码。采用 CCK-OFDM 技术支持的传输速率为 6Mbps、9Mbps、12Mbps、24Mbps、36Mbps、48Mbps 和 54Mbps，覆盖范围 100m 左右。

（3）802.11n 可以工作在 2.4GHz 频段或 5.8GHz 频段，传输速率为 300Mbps，最高传输速率可达 600Mbps。802.11n 采用了一些新的技术，新增的物理层特性主要包括信道绑定、采用多输入输出（Multi-Input Multi-Output, MIMO）技术与 OFDM 技术相结合的调制与编码策略（Modulation and Coding Scheme, MCS）、低密度奇偶校验（Low Density Parity Check, LDPC）码、发送波束赋形等，新增的 MAC 层特性主要包括帧聚合以及支持与非高吞吐量工作站的共存机制等。

（4）TGac 工作组：以 802.11n 标准为基础进行扩展，制定出 802.11ac，即工作在 5GHz 频段上，在单通道链路上的最低传输速率为 500 Mbps，最高传输速率为 1Gbps。

802.11ac 工作在 5GHz 频段，该频段可以提供多个 Wi-Fi 信道，并且由于很少有设备工作在 5GHz 频段，受干扰小，特别适合医疗行业使用。工作在

802.11ac 的关键技术包括[29]：

① 更大的信道带宽：在原有 20MHz 和 40MHz 的信道带宽基础上，支持 80MHz 和 160MHz 的信道带宽。

② 更高的传输能力：采用 80MHz 的信道带宽时，数据传输率最高可达 3.55 Gbps；采用 160MHz 的信道带宽时，数据传输速率最高可达 7Gbps。

③ 以正交频分复用技术为主要数据传输技术：最大可支持 8×8 的天线配置，支持 1 到 8 个空间流，支持发射波束赋形、空时分组码（Space Time Block Coding, STBC）和空间复用，支持信道探测技术，采用循环移位分集。

④ 采用增强的调制与编码策略（Modulation and Coding Scheme, MCS），可选 256 正交振幅调制（Quadrature Amplitude Modulation, QAM）。

⑤ 后向兼容：采用兼容 802.11a/n/ac 的混合格式前导码，与工作在 5GHz 频段的 802.11a/n 后向兼容。

⑥ 共存技术：支持公平的信道接入，采用增强的空闲信道评估（Clear Channel Assessment, CCA），支持叠加基本服务集（Basic Service Set, BSS）。

⑦ MAC 层增强技术：支持能力协商和改进的帧结构。

Wi-Fi 技术在医疗物联网中的应用十分广泛，主要有无线查房、无线医嘱执行、无线医疗设备管理、无线输液、无线导医等。

无线查房：医生通过随身携带的移动智能终端，如平板电脑、个人数字助理（Personal Digital Assistant, PDA）等，通过 Wi-Fi 联网随时查询患者的相关信息，能够更加准确、及时、全面地了解患者的病史和治疗过程。

无线医嘱执行：通过 Wi-Fi 联网，医嘱执行的每一步都可通过计算机系统实时检查和确认，确保患者安全，减少医疗差错。

无线医疗设备管理：通过 Wi-Fi 联网提供的实时定位技术，能够对医疗设备的位置实时跟踪，并根据位置来统计医疗设备的使用率。

无线输液：病人输液时，护士通过专门的 PDA 扫描系统生成的条码，读取病人的身份信息和处方，并通过系统在取药、配药和输液等环节，对重要的信息进行核对，避免了人工操作可能存在的失误，保证了病人输液过程的安全可靠[30]。

无线导医：通过 Wi-Fi 联网，医生可以通过 PDA，将接诊或等待的患者数量信息发送到前台负责分诊人员的计算机上，方便分诊人员了解每个门诊医生当前的接诊情况，及时调配资源。

5. 非标准低功耗近距离无线通信技术

当前的近距离无线通信技术中，蓝牙、ZigBee、Wi-Fi 等通信技术已经标准化或正在标准化，但这些近距离无线通信技术的协议标准复杂、开发难度大、周期长，导致进入门槛较高。而非标准近距离无线通信协议因其低功耗、低成本、易开发等特点正在不断涌现。

低功耗无线网络协议 ANT 是加拿大 Dynastream Tech. 公司发起并推动的非标准低功耗近距离无线网络协议，可以实现并完成 ZigBee 的大多数应用场景，且无须付费。ANT 协议采用高斯频移键控（Gauss Frequency-Shift Keying, GFSK）调制，支持星型、点对点、树型，甚至复杂的网状网络等多种组网方式，通过适当的配置，网络中的某个节点可以同时分属于不同的网络，在不同的节点上，既可以是主节点，也可以是从节点。ANT 协议支持睡眠模式，有 8 个独立频道，每个频道最多支持 218 个节点，目前已有 220 个会员组成 ANT+ 联盟，可以保证设备间的互操作性。采纳 ANT 协议的射频芯片 nRF24AP2，空中数据传输率可达 1Mbps，用于心率监测时，每天使用 1.2 小时，定时报告一次心率，平均电源电流为 14μA，一节电流为 220mA，电压为 3V 的纽扣电池可用两年的时间。ANT 协议是蓝牙、ZigBee 等标准协议的有力挑战者，在健身和医疗监护市场有较为成功的应用案例。例如自行车运动已经将 ANT 协议作为标准，当采纳 ANT 协议的射频芯片和微控制器集成后，可以提供自行车的速度传感器、骑行者的心率监测传感器和血糖传感器等的数据。

Zarlink 半导体公司提供的可植入低功耗芯片 ZL70101[18]，使用 400 ～ 405MHz 的 MICS 频段，提供数据传输速率 800kbps，通过 RS 编码前向纠错（Forward Error Correction, FEC）和循环冗余校验（Cyclic Redundancy Check, CRC）来实现可靠的数据传输。在工作模式下，该芯片的电源电流只有 5mA；在休眠模式下，该芯片的电源电流只有极低的 250nA。

此外，高通公司也推出了称为花生米的 Peanut 低功耗协议，其传输距离可以从数厘米到整个房间，有着比 ZigBee 和蓝牙更低的功耗、更低的耗电量，在技术应用上不受联盟的限制，可用在手机与车载通信系统和监控系统等领域。

3.4.2　广域网络传输技术

广域网络传输时，现有运营商在接入网子层、核心网子层等环节，都没有将感知层采集的数据和人与人之间的通信流量区分开来，而是混合承载。随着远程医疗、移动监护等医疗物联网的不断发展，将对包括码号资源、传输信道资源等在内的广域网络产生较大的压力，并与其他共享通信信道的数据业务产生互相干扰的问题。

现阶段运营商的广域网络是基于人与人（Human to Human, H2H）业务需求设计的，和 H2H 通信相比，医疗物联网业务终端数量众多，单次通信数据量可能较小，要求核心网的设备有较大的节点信息存储空间和较高的小数据量业务处理能力。传统的核心网设备不能适应医疗物联网业务的新需求，也会导致现有 H2H 业务和物联网业务相互影响。因此，要求广域网络部署专用的网络设备为医疗物联网节点提供服务，将医疗物联网业务与 H2H 业务在核心网分离。

在医疗物联网业务中，运营商网络增强的内容包括核心网元增强及相关接口增强、增强核心网元的支撑系统（包含专用的码号资源及相应的业务提供系统）、增强的业务支撑系统和运营支撑系统以及医疗物联网业务支撑平台及策略等[19]。

医疗物联网应用中，连接感知层和网络层的网关设备或者可直接与广域网通信的医疗物联网终端设备，需要装备物联网通信终端模块与广域网进行通信。为了支持相应的物联网应用，通信终端模块在具备传统的数据传输、网络参数获取、标识获取、字符集支持、事件报告等基本功能外，还需要具备定位、固件远程升级、空口休眠、安全加密等扩展功能[20]。

（1）定位：定位是医疗物联网应用的重要需求，尤其是当传感器检测到紧急事件时，需要向后台报告位置信息，便于及时援助。通信终端模块需要不同的定位模式，包括卫星定位和基站辅助定位。

（2）固件远程升级：医疗物联网终端设备和网关设备分布非常广泛，可以随身携带，也可以布置在病房或家里，采用固件远程升级可以大大降低维护的工作量，固件空中升级（Firmware Over the Air, FOTA）技术减少了升级过程中需要传输的数据量，保证了升级过程的可靠性和鲁棒性。

（3）空口休眠：空口资源是广域网移动通信的瓶颈，医疗物联网通信终端模块宜支持空口休眠，便于海量物联网终端对空口网络资源的复用。处于激活状态的模块在一段时间内没有数据发送时，自动释放空口资源，进入休眠状态；当有数据发送时，再切换到激活状态。

（4）安全加密：医疗物联网通信终端模块传输的个人健康数据具有私密性，对安全性的要求较高，通信终端模块需内置安全算法和密钥管理功能。

3.4.3　智能管道技术

智能管道是运营商面对当前物联网的竞争，对自己的运营系统全面改造的一个形象化统称，它改变了运营商对原有网络流量粗放的管理方式，而是根据物联网业务的具体需求提供网络设施和对应的服务。改造对象并不只局限在传输管道，对网络设施和网络功能也进行了优化和升级。网络设施指的是管道，包含接入网、核心网和业务网的端到端的控制信道和业务管道；网络功能指的是智能管道，主要包括在用户和业务感知、策略控制、资源调度和网络能力上的智能开放[21]。

智能管道的关键技术包括灵活的接入能力、差异化服务能力、资源调度能力、多维感知能力和管道开放能力。将目前智能管道比较成熟的技术应用到物联网业务中，可以获得比 H2H 业务好得多的优化效果，提高物联网用户的满意度。

按照不同的业务流量需求，可以把医疗物联网业务进行分类，如周期性的数据传输业务、突发报警的数据传输业务等。周期性的数据传输业务可能会产生较大的数据量，会对核心网的数据造成堵塞，但对实时性要求不高；而突发报警的数据传输业务具有比一般业务更高的优先级，所报警的信息需要马上被看到。利用智能管道技术对不同的业务进行分流，运营商根据服务质量的高或低、移动性能力的强或弱提供一条连续的接入服务，使每项业务都可以选择最适合的接入服务。

服务质量定义了一个系统的非功能性特征，通常指用户对通信系统提供服务的满意程度。具体来说，服务质量是一组网络为用户提供的预定义的且可测量的服务参数，主要包含分组丢包率、带宽、时延和时延抖动，也可以看作是网络和用户之间达成的服务协议。网络在提供服务质量上的能力取决于网络协议和网络自身的特性，以传输链路为例，主要体现在出错率、丢包率、链路时延和带宽上；以网络节点为例，则主要体现在内存空间和数据处理速率上。除此之外，在网络各层运行的服务质量控制算法也会对网络的服务质量产生一定的影响[31]。

1.蜂窝通信的服务质量保障机制

随着无线通信技术与国际互联协议（Internet Protocol, IP）技术的紧密结合，为了给用户提供多样化、满意化的业务体验，第三代合作伙伴计划（3rd Generation Partnership Project, 3GPP）制定的移动通信网络的服务质量机制不断发展成熟。从 3G 开始，3GPP 引入端到端的服务质量分层体系架构，要求所有网元实体不但要提供相应的服务质量保障，而且对服务质量参数的处理也要保持一致。端到端的服务质量分层体系架构的引入，能有效地保证运行在通用移动通信业务（Universal Mobile Telecommunications Service, UMTS）上的服务质量，提高了用户体验。

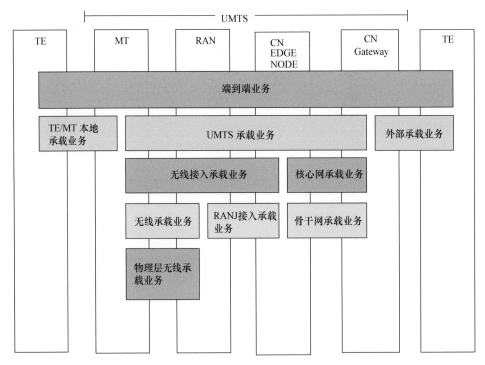

图 3-10　UMTS 业务示意图[27]

UMTS 端到端的服务质量分层体系架构是通过分段协作的方式来实现的，

通过终端、接入网以及核心网和 UMTS 域外网络的参数传递和协商，使得通信经过路径的任何一点都有服务质量保障，从而实现整体业务的服务质量，如图 3-10 所示。

UMTS 定义了 4 种不同的服务质量业务类别：会话类、流类、交互类和背景类，这些服务质量业务类别的区别在于对时延的敏感程度，会话类业务最敏感，背景类业务最不敏感。同时 UMTS 规定了相应的服务质量属性，用来对每项业务进行具体的规定，提供不同的通信保障，如表 3-3 所示。

表 3-3 UMTS 定义的服务质量业务分类及各类别属性

业务类型	会话类	流类	交互类	背景类
最大比特率 (kbps)	≤ 2 048	≤ 2 048	≤ 2 048 ～ overhead	≤ 2 048 ～ overhead
传输次序	Yes/No	Yes/No	Yes/No	Yes/No
服务数据单元 (Service Data Unit, SDU)(octets)	≤ 1 500 或 1 502	≤ 1 500 或 1 502	≤ 1 500 或 1 502	≤ 1 500 或 1 502
错误 SDU 传递	Yes/No/- (6)	Yes/No/-	Yes/No/-	Yes/No/-
残留比特差错率	5*10-2, 10-2, 5*10-3, 10-3, 10-4, 10-5, 10-6	5*10-2, 10-2, 5*10-3,10-3, 10-4, 10-5, 10-6	4*10-3, 10-5, 6*10-8	4*10-3, 10-5, 6*10-8
SDU 差错率	10-2, 7*10-3, 10-3, 10-4, 10-5	10-1, 10-2, 7*10-3, 10-3, 10-4, 10-5	10-3, 10-4, 10-6	10-3, 10-4, 10-6
传输时延 (ms)	100 ～ 最大值	280 ～ 最大值		
保障比特率 (kbps)	≤ 2 048	≤ 2 048		
业务处理优先级			1,2,3	
分配 / 保留优先级	1,2,3	1,2,3	1,2,3	1,2,3
源统计描述符	语音 / 未知	语音 / 位置		

在 LTE 阶段，LTE 承载的业务架构沿用了与 UMTS 网络相同的分层、分区域的端到端的服务质量分层体系架构。端到端的服务质量分层体系架构分解成两部分：演进分组系统（Evolved Packet System, EPS）承载业务和外部承载业务，如图 3-11 所示。

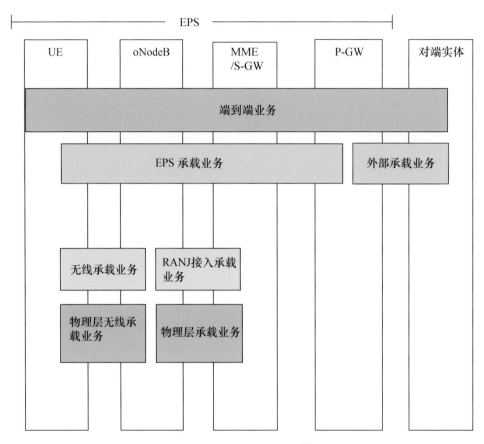

图 3-11 LTE 承载业务 [32]

LTE 根据资源类型、优先级、时延以及丢包率的不同，定义了 9 种不同的服务质量业务类别，用来保障不同业务的服务质量，如表 3-4 所示。

表 3-4 基于 LTE 的服务质量业务类别和属性

QCI	资源类型	优先级	数据包延迟上限	丢包率	典型业务
1	保证比特率	2	100 ms	10^{-2}	会话类语音
2		4	150 ms	10^{-3}	会话类视频（现场直播）
3		3	50 ms	10^{-3}	实时游戏
4		5	300 ms	10^{-6}	非会话类视频（缓存式视频）

续表

QCI	资源类型	优先级	数据包延迟上限	丢包率	典型业务
5		1	100 ms	10^{-6}	IMS 信令 signaling
6		6	300 ms	10^{-6}	视频（缓存式视频）基于 TCP 业务
7	非保证比特率	7	100 ms	10^{-3}	语音、视频（现场直播）交互类游戏
8		8	300 ms	10^{-6}	视频（缓存式视频）基于 TCP 业务
9		9			

2. WLAN 的服务质量保障机制

WLAN 是基于载波监听多路访问（Carrier Sense Multiple Access，CSMA）竞争来提供无线接入服务的，不同的节点及应用共同抢占接入信道。WLAN 原来的分布式协调功能（Distributed Coordination Function, DCF）是使不同节点和应用拥有平等的信道抢占机会，使得许多高优先级的应用无法得到保证，为了改变这个状况，给不同的应用提供不同的服务质量，IEEE 802.11 推出了 IEEE 802.11e 协议。

IEEE 802.11e 协议扩展了原来 IEEE 802.11 的 MAC 层 DCF 和协调功能（Point Coordination Function, PCF）信道接入机制，形成了增强型分布式信道接入（Enhanced Distributed Channel Access，EDCA）和混合协调功能控制信道接入（Hybrid Coordination Function Controlled Channel Access，HCCA）机制。前者对 DCF 机制进行了增强，区分了不同业务的优先级，保证高优先级业务应用的信道接入能力，并在一定程度上保证了高优先级业务应用的带宽；后者对 PCF 机制进行了增强，通过采用质量保证计划（Quality Assurance Plan, QAP）的方式，分配空口资源，在降低高优先级业务延迟的同时改善访问带宽。相比 EDCA 和 PCF 机制，HCCA 机制更加复杂，目前各厂商都没有使用，推广情况并不是很好。但 EDCA 机制得到了广泛的应用 [33]。

EDCA 机制定义了 4 种访问类型，每一种访问类型都设置了 4 个参数：最小竞争窗口（Minimum Contention Window）CW_{min}、最大竞争窗口（Maximum Contention Window）CW_{max}、发送机会（Transmission Opportunity, TXOP）

和仲裁帧间空隙（Arbitration Inter-Frame Space, AIFS）。这些参数的设置能够方便网络管理员依据应用程序的需求和通信量的要求对网络进行调整[34]，如图 3-12 所示。

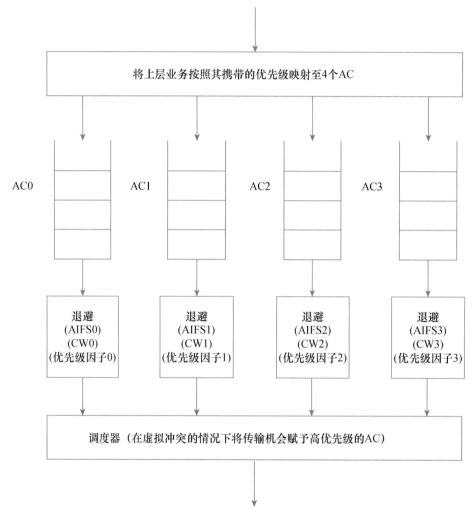

图 3-12　IEEE 802.11e 增强分布式协作模式

增强分布式协调功能（Enhanced Distributed Coordination Function, EDCF）引入了 4 个队列，每个队列都独立工作，上层传输的业务首先根据 MAC 服务数据单元（MAC Service Data Unit, MSDU）标识的优先级映射到相应的接入队列中，然后在 IEEE 802.11e 协议节点内部争夺传输机会，获得传输机会的队列才能真正获得信道接入机会，如果有两个队列同时需要传输，则需要调度器根据优先级为高优先级的队列分配信道接入机会。

而在信道接入方面，EDCA 通过调整 CSMA/CA 接入机制的帧间空隙（Inter-Frame Space, IFS）长度和竞争窗口大小来实现不同接入等级的帧的接入优先级，具体配置如表 3-5 所示。

表 3-5　不同接入等级的帧的接入参数设置

接入类别	CW_{min}	CW_{max}	$AIFSN$	TXOP 限制 (IEEE 802.11b)	TXOP 限制 (IEEE 802.11a/g)
背景类	aCW_{min}	aCW_{max}	7	0	0
尽力而为类	aCW_{min}	aCW_{max}	3	0	0
语音类	$(aCW_{min}+1)/2-1$	aCW_{min}	2	6.016ms	3.008ms
视频类	$(aCW_{min}+1)/4-1$	$(aCW_{min}+1)/2-1$	2	3.264ms	1.504ms

表 3-5 中的 $AIFSN$ 是计算 AIFS 用的参数，$AIFSN$ 最小值为 1，图 3-13 为 IEEE 802.1d 优先级映射情况。

Priority	UP (Same as 802.1d user Priority)	802.1d designation	AC	Designation (informative)
Lowest	1	BK	AC_BK	Background
	2	-	AC_BK	Background
	0	BE	AC_BE	Best Effort
	3	EE	AC_BE	Best Effort
	4	CL	AC_VI	Video
	5	VI	AC_VI	Video
	6	VO	AC_VO	Voice
Highest	7	NC	AC_VO	Voice

图 3-13　IEEE 802.1d 优先级映射

语音传输时应设置较小的 AIFS 值，而对于文件传输协议（File Transfer Protocol, FTP）和电子邮件类的数据，应该设置较大的 AIFS 值。语音传输对时延要求较高，较小的 AIFS 值能够让语音类型的数据比其他时延不敏感的数据更快地进入下一个阶段的竞争[35]。

103

站点为每个访问类在给定范围内随机生成一个数字，为了提高高优先级访问类的竞争力，应该给高优先级的访问类设置较小的随机范围[35]。

AIFS 的值应该和 CW_{min} 和 CW_{max} 的值综合考虑一起设置，这种设置方法，可以保证高优先级的数据在大多数条件下能够获得网络的访问权限。为高优先级的数据设置的 AIFS 和 CW_{max} 值的总和应该比为低优先级的数据设置的 AIFS 和 CW_{min} 值的总和大，这种设置方法可以保证低优先级的数据不会被完全封锁。如果发送的数据超过了 TXOP 的限制，那么站点就将这个数据分次发送[35]，如图 3-14 所示。

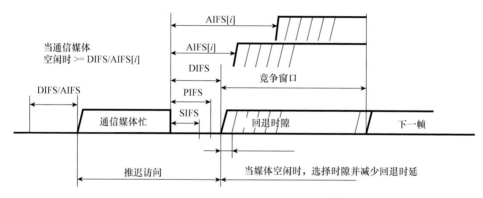

图 3-14　WLAN 服务质量保障机制 [32]

3. IEEE 802.15.4 无线个域网的服务质量保障机制

IEEE 802.15.4 无线个域网中采取 CSMA/CA 机制进行数据传输信道的调度，即所有节点在每次发送 MAC 层命令或数据帧时，首先需要对传输信道进行监测，当发现信道空闲时，启动退避机制，经过退避时间之后，如果设备还发现信道空闲，就会发送 MAC 层命令或数据；但是，如果设备发现信道正忙，将在等待任意长的时间后，再次尝试接入信道[36]。

在 IEEE 802.15.4 无线个域网中只有简单的服务质量保障机制，主要通过同步时隙（Guaranteed Time Slot, GTS）机制来保障。

为了降低传输时延，提供实时性业务，IEEE 802.15.4 无线个域网在扩展超帧中规定了非竞争时隙，即 GTS 机制，GTS 机制首先由终端向协调点提出申请，双方协商决定时隙分配方案，在 GTS 机制分配给特定用户使用后，此用户无须再通过 CSMA/CA 机制进行传输资源的争夺，而直接使用协调器预留的 GTS 机制，这样就能保证实时业务的传输。但是在一个超帧中最多只能分配 7 个 GTS 机制，因此最多能支持 7 个终端在一个超帧中传输实时业务。

3.4.4　路由扩展技术

对于医疗物联网的应用而言，在感知层采用 IPv6 技术路线，有助于实现端到端的业务部署和管理，而且无须协议转换即可实现与网络层 IP 承载的无缝连接。但是感知层节点的数据量大，采用 IPv6 地址作为节点的标识后，会对网络层的路由产生巨大的压力，在广域网网络层需要考虑路由扩展问题，在目前已有的研究思路和方案中，根据原理大致可分为以下几类 [17]：

（1）边缘用户网络与运营商网络分离：将数量庞大的边缘用户地址从核心路由器中剥离，从而大大减少路由数，而运营商网络（核心网络）采用路由位置（Routing Locator, RLOC）来标识路由器，一旦数据包进入运营商网络，进行全局路由。方案代表包括思科系统公司的位置与身份标识分离协议（Locator ID Separation Protocol, LISP）和华为技术有限公司的虚拟聚合（Virtual Aggregation, VA）网络新架构。

（2）位置与身份标识分离协议：将位置标识和身份标识信息彻底分离，位置标识用于标记地址，提供全局的路由，身份标识采用全新的名字。主机在发送数据包时，在其中添加目的和源的位置标识，在接下来的网络传送过程中只按照位置标识路由。当身份到位置的映射关系发生变化时，由主机向各个分布式映射数据库发出通告 [32]。方案代表包括爱立信公司的主机标识协议（Host Identity Protocol, HIP）、华为技术有限公司的层次化路由架构（Hierarchical Routing Architecture, HRA）等。

（3）地理位置聚合：根据物理地址将位置标识聚合起来，依据不同的方向汇聚路由信息，因为不需要泛洪具有位置标识功能的可达性，能够极大地降低路由表所需的条目数 [37]。

（4）转发表压缩：互联网路由方式继续沿用边界网关协议（Border Gateway Protocol, BGP），但在生成转发信息库（Forward Information dataBase, FIB）表时，使用算法对转发条目进行压缩，可以大大提高转发平面的扩展性。

105

由于感知层部署的海量医疗物联网节点需要有对应的海量 IP 地址，采用 IPv6 地址是网络发展的必然趋势，但由于 IPv4 网络设备已经大量部署，IPv4 和 IPv6 网络将长期共存，因此需要 IPv4 和 IPv6 的网络过渡机制。目前国际互联网工程任务组（Internet Engineering Task Force, IETF）开发了三种过渡机制解决网络过渡产生的问题[22]：

（1）双栈技术：在网络节点上同时运行 IPv4 和 IPv6 两种协议，在 IP 网络中形成逻辑相互独立的 IPv4 和 IPv6 网络。双栈技术是目前搭建 IPv6 网络最简单的方法，可以实现 IPv6 与 IPv4 网络共存，但不能处理 IPv4 与 IPv6 网络的互通问题[38]。

（2）隧道技术：隧道技术是将一种 IP 协议数据包嵌套在另一种 IP 协议数据包中进行网络传输的技术。按照嵌套协议的不同，分为 IPv4 置于 IPv6 之上的隧道和 IPv6 置于 IPv4 之上的隧道。隧道技术实质上只在点与点之间提供了透明的传输通道，无法搭建起 IPv4 节点与 IPv6 节点的通信通路[38]。

（3）翻译技术：将 IP 数据包从一种 IP 协议族向另一种协议族进行转换，包括网络层翻译和应用层翻译，应用层翻译以网络层翻译为基础。翻译技术是解决 IPv4 与 IPv6 网络互通问题的唯一途径，但是由于受到性能、扩展性等方面的影响，目前翻译技术通常在网络边缘使用[38]。

3.4.5　医疗物联网信息安全研究

随着远程医疗和移动医疗的广泛应用，新型医疗业务的提供者将面临如何保护病人隐私性和安全性的问题。由于无线网络采用电磁波作为载体，使用公开的、自由传播的无线信道来传输信号，对越权存取和窃听的行为不容易防备，易遭受信息窃取和拒绝服务攻击。由于移动医疗信息的敏感性和复杂性以及保护操作所处环境的日益复杂，需要建立起一套严格的用于控制访问管理的规则，以保证数据的安全。

由于无线传感器网络（Wireless Sensor Networks, WSN）是无线通信，攻击者可轻易地在该网络中实施监听，向信道发射比特流，重放以前监听的数据包。对于一些应用场景，如随机部署在医院内无人值守区域的无线传感器节点，攻击者可以通过某种手段捕获该节点，重写内存，或者用攻击者伪造的无线传感器节点来代替该节点，通过冒充来获得数据信息。

根据无线传感器网络的协议层次，可将针对其受到的安全威胁分为物理层、数据链路层、网络层、传输层和应用层，如图 3-15 所示。

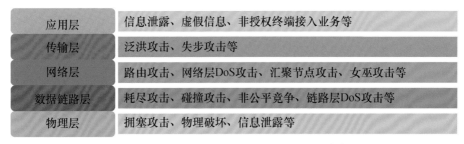

应用层	信息泄露、虚假信息、非授权终端接入业务等
传输层	泛洪攻击、失步攻击等
网络层	路由攻击、网络层DoS攻击、汇聚节点攻击、女巫攻击等
数据链路层	耗尽攻击、碰撞攻击、非公平竞争、链路层DoS攻击等
物理层	拥塞攻击、物理破坏、信息泄露等

图 3-15　无线传感器网络遭受安全威胁[32]

（1）物理层安全威胁。物理层主要完成频率选择、载波生成、信号检测和数据加密功能。受到的攻击主要有：

① 拥塞攻击。攻击节点在 WSN 的工作频段上不断地发送无用信号，可以使在攻击节点通信半径内的节点不能正常工作，如这种攻击节点达到一定的密度，整个网络将面临瘫痪。

② 物理破坏。WSN 节点分布在一个很大的区域内，很难保证每个节点都是物理安全的。攻击者可能俘获一些节点，对它进行物理上的分析和修改，并利用它干扰网络的正常功能，甚至可以通过分析其内部敏感信息和上层协议机制，破坏网络的安全性。

（2）数据链路层安全威胁。数据链路层为相邻节点提供可靠的通信通道，在 WSN 主要采用载波监听多路访问机制来竞争信道，因此受到的攻击有：

① 碰撞攻击。在无线环境下，如果同时有两个设备进行数据的发送，那么它们输出的信号会由于叠加在一起而无法被分离。哪怕任意一个数据包在一个字节的数据上发生了传输冲突，那么整个数据包都将被丢弃，这种由于冲突导致的数据丢失被称为碰撞攻击[34]。

② 耗尽攻击。利用协议存在的漏洞，采用持续通信的方法耗尽节点的能量资源，能量资源耗尽可能是由于碰撞攻击引起节点发送的数据出现错误，从而持续不断的发送，直到耗尽能量，也有可能是由于攻击者利用现有协议使节点不断发送数据。如利用链路层的错包重传机制，让节点不断地重新发送上一

107

个数据包，耗尽节点的资源 [39]。

③ 链路层 DoS 攻击。如果数据包的发送在通信机制上有优先级的差别，信道就可能被恶意节点不断发送的高优先级的数据包占用，从而导致其他节点在通信过程中处于劣势，无法传送正常数据 [39]。

（3）网络层安全威胁。网络层主要实现了路由协议，WSN 中路由协议有多种，主要分为三类，分别是以数据为中心的路由协议、层次式路由协议和基于地理位置的路由协议。而大多数的路由协议都没有考虑安全的需求，使得这些路由协议都易遭受攻击，从而使整个网络崩溃，主要受到的攻击如下：

① 路由攻击。数据包路由是网络层的重要功能，攻击者通过发送大量欺骗路由数据包或者修改其他数据包的路由信息，导致全网范围的数据集中到某个区域，使得网络中的节点能量失衡，或者形成网络内的环路路由，使网络资源被耗尽 [40]。

② 网络层 DoS 攻击。攻击者通过变换身份，或者直接向目标节点发送大量数据包，使得该节点疲于处理大量的数据包，耗尽能量资源 [40]。

③ 汇聚节点攻击。在传感器网络中所有的节点是不完全平等的。基站节点、汇聚节点或者簇管理的簇头节点，一般都会承担比其他普通节点更多的责任，它们在网络中的地位相对来说也会比较重要。攻击者可能利用路由信息判断这些节点的物理位置（尤其是在地理位置路由系统中）或者逻辑位置进行攻击，给网络造成比较大的威胁。

④ 女巫攻击。攻击节点伪装成具有多个身份标识的节点，当经过该节点的一条路由被破坏时，网络会自动选择一条认为毫不重合的路由，但事实上又经过了这个攻击节点。女巫攻击极大破坏了路由协议采用的多路径选择的作用，对数据融合、路由和分布式数据存储等都造成了影响 [41]。

（4）传输层安全威胁。传输层用于建立 WSN 内部以及 WSN 与外部网络之间端到端的连接。其受到的主要攻击有：

① 泛洪攻击。攻击者通过发送大量假的数据包连接到某个节点，导致单个节点不能正常工作。当然对于无连接的协议不存在这种攻击。

② 失步攻击。攻击者通过广播伪造的虚假序列号数据包，或控制报文来干扰节点之间的有效连接，导致节点之间必须重新建立连接。

（5）应用层安全威胁。

① 非授权接入威胁。WSN 通过伪造身份等手段非法接入非授权业务，从而产生信息泄露或对业务平台造成安全隐患。

② 虚假信息。WSN 可以向应用业务发起虚假信息，从而造成业务混乱。

3.4.6　医疗物联网信息安全架构

1. 移动医疗设备及用户的安全接入和识别

移动医疗系统包括移动医疗设备，例如血压仪、心电图仪等；医院的接入用户，例如医务人员和来访人员等。

对于运算和存储能力相对比较弱的移动医疗设备，可以使用有线等效保密（Wired Equivalent Privacy, WEP）协议与基于 MAC 地址过滤的认证方式来进行设备接入认证，确保接入的终端是合法的移动医疗设备。移动医疗设备与无线接入点（Access Point, AP）之间采用国际标准协议进行加密通信，既实现了与有线网络的隔离，又保证了移动医疗设备与 AP 之间实时通信的保密性。

对于医院的接入用户，采用用户终端和通信网络之间基于数字证书的双向认证机制，确保信息交互实体的合法性和真实性。通过基于数字证书的传输层安全（Transport Layer Security, TLS）机制对采用强加密方法的无线客户端和远程身份验证拨入用户服务（Remote Authentication Dials Into the User Service, RADIUS）进行相互身份验证。所有的无线客户端以及服务器都需要提前申请并安装一个标准的数字证书，开始认证后，无线客户端向服务器发送一份数字证书，同时，服务器也把服务器数字证书发送给客户端。用户数字证书向服务器提供了强大的用户识别信息；服务器数字证书保证用户已经连接到了预期的服务器。在交换证书的同时，客户端和服务器要协商出一个基于会话的密钥，一旦认证通过，服务器将会话密钥传给客户端并通知无线接入点允许该客户端使用网络服务[42]。对于无线接入用户，还可以研究基于生物识别（例如指纹信息、脸部信息）的接入认证方法，接入用户借助生物识别设备，经过严密的身份验证之后，才能访问内部信息管理系统。

109

2. 医疗物联网的数据加密

随着医疗卫生保健工作使用无线移动设备和无线网络的频率日益增多，移动医疗信息包括患者的个人信息、身体健康状态信息、病情信息等数据，在通过网络传输时，要防止非法访问，避免非法数据采集点接入、非法网络攻击，同时要保障数据传输的安全性、避免被恶意篡改、窃听等。目前无线网络的安全保障机制是基于 H2H 业务，并不一定能够满足医疗信息传输的安全需求，需要进行相关的优化。研究增强的空间信号传输的加密或抗干扰方法，来防止无线网络遭受多种网络攻击的影响。同时，考虑移动医疗数据的应用场景，研究差异化的加密方法。具体如下：

（1）根据业务对安全的不同需求，采用不同级别的加密体制，包括鉴权、空中接口加密、端到端加密等；

（2）医疗用户终端和通信网络之间的空口加密和非接入层信令加密；

（3）跨网络通信业务加密机制，研究如何实现跨网络（如不同医院）间的保密通信。

3. IEEE 802.15.4 安全架构

为了保障数据在传输过程中的安全性以及保证数据不被重复接收和伪造，IEEE 802.15.4-2006 协议提供了以下机制 [43]：

（1）数据加密：保证数据在传输过程中的安全，避免数据被恶意攻击者得到；

（2）数据完整性保护：保证数据在传输的过程中不被恶意第三方修改；

（3）重放保护：用于检测信息是否被重复收到，如果重复收到，则丢弃。

IEEE 802.15.4-2006 协议有四种不同的安全保护方式：① 不提供安全保护；② 只提供数据加密保护；③ 只进行数据完整性保护；④ 同时提供数据加密和数据完整性保护。

数据加密和数据完整性保护主要通过高级加密标准（Advanced Encryption Standard, AES）算法的连续导通模式（Continuous Conduction Mode, CCM）来实现，CCM* 模式是 CCM 模式的增强版本。AES 算法是美国国家标准与技术研究院制定的新的高级加密算法，用来代替以前的数据加密标准（Data Encryption Standard, DES）算法。AES 算法具有不同的模式：

（1）基于 AES 算法的密文分组链接消息鉴别码（Cipher Block Chaining

Message Authenticaion Code, CBC-MAC）模式，主要完成完整性保护。通过块加密、计算报文，生成完整性编码，产生 MAC 值。

（2）计数器（Counter, CTR）模式，主要是对数据进行加密。它对一系列输入数据块（称为计数）进行加密，产生一系列的输出块，输出块与明文异或得到密文。

（3）CCM 模式，同时具有加密和完整性服务，其中加密服务由 CTR 模式提供，而完整性服务由 CBC-MAC 算法提供，结合了 CBC 和 CTR 模式两者的优点。

（4）CCM* 模式，为 CCM 模式的扩展，包括了所有 CCM 的功能，同时考虑到 CCM 只能同时进行加密和完整性保护，因此 CCM* 对此进行了扩展，能提供数据加密和保证完整性的功能，增加了算法的灵活性。这也是为什么在 IEEE 802.15.4-2003 中安全性保护提供 CBC-MAC/CTR/CCM 三种模式，而在 IEEE 802.15.4-2006 只需要使用 CCM* 一种模式，主要是因为 CCM* 已经能够实现 CBC-MAC/CTR/CCM 三种模式的功能合集[43]。

在 IEEE 802.15.4-2006 中 MAC 层根据上层提供的数据加密操作信息对数据进行相应的操作，通过 CCM* 实现对数据的加密和完整性保护；而重放保护则通过在安全领域中的 frame counter 字段进行保护，每发送一个加密数据包时，frame counter 字段值就加一[43]。

4. IEEE 802.11 的 WLAN 安全机制

IEEE 802.11 的 WLAN 安全机制主要在 IEEE 802.11b 和 IEEE 802.11i 中进行定义，目前 IEEE 802.11 协议有三种不同的安全机制：有线等效保密（Wired Equivalent Privacy, WEP）、Wi-Fi 保护接入（Wi-Fi Protected Access, WPA）、WPA2。除了以上三种安全机制，我国还定义了自己的无线局域网安全机制，无线局域网鉴别和保密基础结构（Wireless LAN Authentication and Privacy Infrastructure, WAPI）。

下面依次介绍一下 IEEE 802.11 协议的三种安全机制和我国的 WAPI。

（1）WEP。WEP 是无线局域网 IEEE 802.11 协议第一阶段的安全机制，主要在 802.11b 中规定。

1999 年，IEEE 提出无线局域网认证与加密安全标准，IEEE 802.11b，即 WEP。WEP 是无线局域网最初使用的安全机制，也是 Wi-Fi 最初使用的无线局域网接入安全标准。WEP 的设计初衷是使用无线局域网协议为网络业务流提供安全保证，使得无线网络达到与有线网络同样的安全等级。

WEP 虽然提供了认证、加密及完整性保护机制，但是没有提供防重放保护机制。

（2）WPA。在 2002 年，IEEE 802.11i 标准还在进行，尚未冻结，厂商急于支持 IEEE 802.11i，以加强无线局域网的安全，为了保证厂家的互通，Wi-Fi 联盟参考 IEEE 802.11i 标准草案的子集，抽取其稳定部分制定了 WPA，这也是无线局域网 802.11 协议第二阶段的安全机制。

WPA 根据当时的应用场景，制定了两种安全机制，一种采用 IEEE 802.1x+ EAP+TKIP+MIC，适用于企业场景；第二种采用 Pre-shared Key + TKIP +MIC，适用于家庭场景。

WPA 相对于 WEP 来说，安全性进行了增强，采用了加密性更好的时限密钥完整性协议（Temporal Key Integrity Protocol, TKIP）加密算法，同时增加了密钥的长度，增强了完整性保护的强度，使其防御攻击的性能更好。

（3）WPA2。2004 年 IEEE 802.11i 标准冻结，Wi-Fi 联盟对该标准进行完整支持，即 WAP2。

IEEE 802.11i 协议认证基于 IEEE 802.1x 和可扩展认证协议（Extensible Authentication Protocol, EAP）架构实现，支持多种认证方式；相对于 WPA，它采用加密性能更好、安全性更高的加密算法 AES-CCMP；同时采用 CBC-MAC 机制提供完整性保护机制。

（4）WAPI。2003 年我国宽带无线 IP 标准工作组提出了自主认证加密标准 WAPI。该标准定义了基于证书的认证方式和 SMS4 加密算法，基本提供了 IEEE 802.11i 协议的所有安全功能。

WAPI 采用国家密码管理局批准的公开密钥加密算法体制的椭圆曲线密码算法和密钥体制的分组密码算法，分别用于 WLAN 设备的数字证书、密钥协商和传输数据的加密和解密，从而实现设备的身份鉴别、链路验证、访问控制和用户信息在无线传输状态下的加密保护 [44]。到目前为止，WAPI 尚未被任何国际组织所接受。

IEEE 802.11 提出的安全机制主要从认证、加密、完整性保护、防重放方面进行增强，如表 3-6 所示，而对于防病毒、防火墙措施、访问控制以及不可抵赖性主要通过工程或应用层手段来解决。

表 3-6　IEEE 802.11 安全机制分析

		WEP	WPA	WPA2	WAPI
认证	安全级别	低	高	高	高
	特点	单向认证 预共享密钥 或开放系统 认证	企业：双向认证 家庭：单向认证 EAP支持多种认证 802.1x架构	企业：双向认证 家庭：单向认证 EAP，支持多种认证 802.1x架构 预认证机制，减少漫游连接时延 缓存机制	双向认证 基于无线局域网鉴别基础结构（WLAN Authentication Infrastructure，WAI）协议
加密	安全级别	低	较高	高	高
	特点	对称加密 流加密 密钥长度64位，过短	TKIP加密算法，安全性较高 动态密钥机制 密钥长度增加到256	AES-CCMP算法，安全性更高 动态密钥机制	基于WPI协议（SMS4算法）动态密钥机制
完整性保护	安全级别	低	较高	高	高
	特点	CRC-32完整性保护机制，易被篡改	采用非线性MIC算法	CBC-MAC完整性保护机制，比MIC更强	基于SHA256实现完整性保护
防重放	安全级别	无	较高	高	高
	特点	无防重放机制	采用序列号方式防重放	采用序列号方式防重放	采用序列号方式防重放

3.5　边缘计算技术

无线通信技术、医疗物联网和人工智能的发展推动了传统医疗服务向智能医疗服务的转变。无线通信技术的进步为医疗保健提供了创新工具和解决方案，可以极大地提升医疗服务体系，为患者提供更好的医疗保健服务。医疗物联网的构建可以帮助医生随时随地监护患者状况并在紧急情况下立即采取医疗措施。在这种情况下，患者和护理人员可以利用移动技术向医疗中心远程提供有关患者健康的信息，这项服务有望大大减少住院患者的人数，并可以向农村等偏远地区及时提供医疗服务。医疗物联网布置的大量传感器、摄像头和控制器都会产生大量数据，这些数据需要被传输、快速处理和存储，同时还要进行隐私保护，这些需求对传统的蜂窝网络提出了严峻的挑战。

常规的云计算由于其集中化的特性将无法提供足够高水平的响应能力，并且将在通信网络上产生极大的流量负载。智能计算通过探索新的计算体系可以有效解决上述问题，一种称为移动边缘计算（Mobile Edge Computing, MEC）的新架构可实现在网络边缘（即数据源附近）提供处理和存储数据的能力[45]。移动用户可以通过无线接入网络将计算任务发送到移动边缘计算服务器，由于移动边缘计算服务器离用户更近，因此可以保证计算任务的高速运行。通过有效分配无线资源和设计计算方案，移动边缘计算可以大大提高整体网络性能。移动边缘计算已被视为一项关键的使能技术，可通过部署无处不在的通信和近端云计算功能来增强计算环境，并为附近的用户提供服务。

移动边缘计算可以提供较短的响应时间，减少电池供电的能耗，节省网络带宽，安全地传输数据和有效地保护隐私[46]。此外，它还可以应用于各种网络场景，包括蜂窝网、Wi-Fi 等无线接入技术和其他固定接入技术[47]。移动边缘计算辅助的分散式和协作式的数据管理在促进医疗物联网的发展方面显示出巨大优势。

3.5.1　基于移动边缘计算的医疗物联网架构

基于移动边缘计算的医疗物联网架构具有分散式和协作式的数据管理和处理能力，在设计该系统时需要考虑三个方面：首先，局部数据存储，以实现近端数据传输和方便的数据访问；其次，需要在网络边缘进行直接和分布式数据处理，以降低系统响应并平衡管理工作量；最后，可以很好地设计用户界面，以改善用户注册和访问时的体验。

一种大规模应用的基于移动边缘计算的医疗物联网架构如图 3-16 所示，该架构有三层：用户层、边缘层和核心层[48]。通过使用该架构，网络运营商可以方便地在不同层部署相应的网络实体。它们具有高可定制性、可靠性和可追溯性，统一安排于分散式数据管理。基本的医疗保健数据被有序地收集，以低延迟进行单独处理，并被授权访问。因此，该架构支持系统实时响应，数据的可扩展处理，安全的数据交换，实现了网络演进，可满足未来医疗物联网的需求。

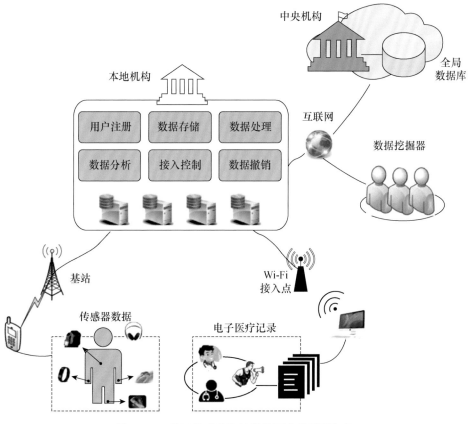

图 3-16　基于移动边缘计算的医疗物联网架构

　　图 3-16 所示的架构旨在协调不同的网络实体以便彼此协作式地进行数据管理。具体来说，在底层，收集了不同类型的医疗保健数据，并且可以向医疗保健服务提供商开放以便访问和共享；对于中间层，通过部署多个边缘服务器，并与本地或其他地区用户通信以支持本地化数据处理；同时，允许数据挖掘者在与用户进行数据交换后访问医疗保健数据并执行数据挖掘任务；顶层存在一

个远程云，其拥有所有网络实体的完整身份信息，存储在全局数据库中，可在必要时监督和协调不同地区的数据，以进行合作。

1. 用户层

如今，移动医疗系统支持各种医疗应用程序，并且在提供服务期间会生成大量医疗数据。一方面，对于个性化的健康指导，普通用户可以拥有自己的保健服务提供商；另一方面，在诊所和医疗机构里也会存储关于用户的电子病历[49]。因此，在用户层产生了大量与用户相关的医疗数据。

可穿戴设备的广泛应用还促进了医疗保健数据的持续爆发。当用户使用可穿戴设备检测身体和精神健康状况时，会收集并上传各种类型的医疗保健数据。先进的可穿戴设备通常包括腕部设备、智能手套和智能衣服。它们测量心率、步行距离、体温、血压等，并生成相应的数据[50,51]。

最终，将传感器数据和电子病历收集在一起，以便在系统内部进一步分析。已打包的相关信息通过现有的有线或无线通信协议（例如蓝牙、ZigBee 和 Wi-Fi）暂时保存在便携式设备（例如智能手机和笔记本电脑）。必要时，用户可以通过无线接入点（例如基站和 Wi-Fi）将它们传输到指定的边缘服务器。在传输原始医疗数据之前，需要对其进行加密[52]处理以实现安全的数据传输和可靠的身份认证。

2. 边缘层

随着不同地区移动边缘计算网络的建立，医疗物联网的网络功能已集中到网络边缘。面对大规模的医疗数据，还可以在多个网络边缘之间相互协作以提高效率，这样可以平衡工作量，同时处理更多医疗数据。这大大减少了网络的整体延迟，尤其是在处理大量医疗数据时[53]。基于多个移动边缘计算的医疗物联网架构如图 3-17 所示，其中边缘层存在的优点：

（1）与相邻地区的近端连接真正减少了传输延迟，从而可以快速收集和检索医疗数据。

（2）多个边缘计算网络相互协作以处理全网数据，减少了每个区域中本地用户的排队延迟。

（3）由于使用了多个边缘计算网络，可大大降低网络潜在的拥塞可能性，并以高可靠性提高数据的处理过程。

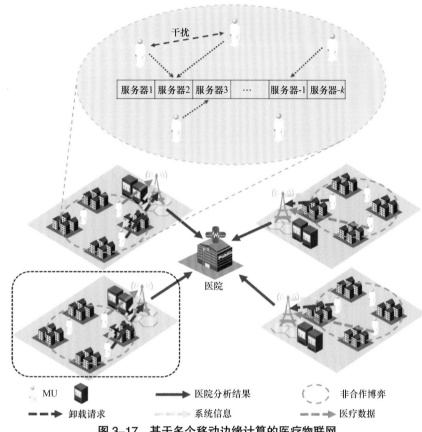

图 3-17　基于多个移动边缘计算的医疗物联网

在边缘层，对于单个移动边缘计算网络，它可以调度边缘服务器以执行有关区域本地数据管理的常规任务。在政府监管部门的监督下，医疗数据可分享给其他部门，包括医疗服务提供商和数据挖掘者。对于数据交易，数据挖掘者邀请用户进入医疗数据市场，获得用户授予的访问特权，将数据挖掘算法应用于医疗保健数据以提取有用的信息。 总而言之，边缘计算网络支持用户、医疗服务提供商和数据挖掘者的常规运营，包括：

（1）用户注册：在加入医疗物联网之前，用户应使用有效身份进行注册，用于标识医疗保健数据的所有者。合法注册后，机构为本地用户生成和分发公共/专用密钥对、数字签名和证书。注册信息将上传到远程云的中央处理器。

（2）数据存储：作为区域的数据库，机构根据指定的压缩和加密格式将输入的原始医疗数据存储在本地存储器中。此外，有关数据传输、数据处理、数据访问和数据存储的历史信息将被有序记录。通过搜索信息，可以确保医疗物联网发生事件的可追溯性。一旦出现安全攻击和隐私泄露引起的任何情况，该系统都可以方便地进行调查。

（3）数据预处理：医疗数据被收集后，应首先进行预处理。在医疗物联网，由于接收来自不同医疗保健应用程序的数据，其格式和结构各异，因此必须进行适当的数据预处理。对于数据挖掘者，可以通过分配边缘服务器来很好地实现有关数据清除、集成、缩减和规范化。此外，当授予数据挖掘者访问医疗保健数据的权限时，移动基于边缘计算的医疗物联网还将帮助修改用户隐藏的敏感信息，而不是直接向数据挖掘者发布数据。

（4）数据分析：在边缘计算环境中，医疗服务提供商和数据挖掘者具有动态处理海量医疗保健数据的强大能力。他们可以根据不同的情况将实时分析和离线分析相结合。在重症监护时，迅速收集医疗保健数据，将分析结果转发给相关医务人员，以对紧急情况做出低延迟响应；对于长期监护服务（例如健康计划和医疗建议），脱机分析可能足以满足相应的服务需求。

（5）访问控制：为提高访问效率，基于移动边缘计算的医疗物联网为本地用户提供了一个设计良好且以用户为中心的界面，以实现用户对医疗保健数据的控制。在基于移动边缘计算的医疗物联网中，用户可以为其他人独立分配与撤销访问权限。在数据交易之后，作为医疗保健数据的所有者，用户可以为所有相关人员（例如数据挖掘者）自定义和更新灵活的访问策略。根据这些访问策略，基于移动边缘计算的医疗物联网检查是否存在对医疗保健数据未经授权的访问。

（6）用户注销：在特殊情况下将激活注销操作。例如，一个用户在系统中具有恶意行为，将被基于移动边缘计算的医疗物联网处罚且删除其账户，或者一个用户希望由其他基于移动边缘计算的医疗物联网管理，基于移动边缘计算的医疗物联网将注销通知反馈给用户和远程云的中央处理器。

3. 核心层

中央处理器充当最高安全经理，并负责确保整个网络的安全。在实践中，中央处理器是所有网络实体完全信任的公共机构，以最高的数据管理优先级来记录和访问移动基于边缘计算的医疗物联网的身份信息。

此外，中央处理器还充当网络协调器，以监视每个基于移动边缘计算的医疗物联网是否正常工作，并在必要时协调它们进行合作。网络监督和协调器的功能以主动方式执行。这意味着，基于移动边缘计算的医疗物联网的所有响应和操作均由中央处理器预先触发。

核心层的参与极大地提高了系统的工作效率，尤其是对故障诊断和网络攻击做出迅速响应。支持基于移动边缘计算的医疗物联网的监管，以确保每个基于移动边缘计算的医疗物联网安全地工作。如果基于移动边缘计算的医疗物联网出现故障，可以快速地识别并及时处理。由受损的基于移动边缘计算的医疗物联网引起的模拟攻击将被及时消除，以克服安全威胁。经过身份验证和实时监控之后，所有的行为都是透明的。简而言之，有了核心层，基于移动边缘计算的医疗物联网能够以高效、智能的方式管理不同区域的医疗保健数据。

3.5.2　基于移动边缘计算的医疗物联网应用

1. 疾病诊断

心血管疾病是影响心脏和血管的一类疾病。一些常见的心血管疾病包括高血压、冠心病、不稳定型心绞痛等。通过使用基于医疗物联网的健康监护系统，可以实时监测心血管疾病患者，从而预防危险因素的产生[54]。心电图是用于检测心血管疾病的标准工具。一种基于移动边缘计算的预测心血管疾病的系统架构如图 3-18 所示。

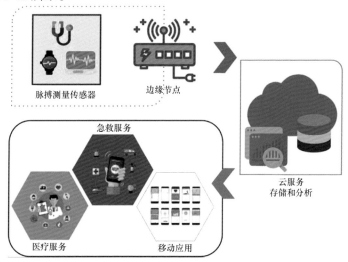

图 3-18　基于移动边缘计算的预测心血管疾病的系统架构

通过使用移动边缘计算减少医疗物联网与相关医疗服务之间的响应时间、延迟和抖动，显著提高医疗物联网的性能[55]。医疗服务提供商可以通过分析边缘节点返回的数据，来预测高血压的发作，利用神经网络的监控有助于触发即时医疗救助警报。

基于移动边缘计算的医疗物联网的另一个应用领域是对神经系统疾病的诊断，例如癫痫、阿尔茨海默病和帕金森病，脑电图（Electroencephalogram, EEG）是用于检测神经系统疾病的标准工具。物联网系统不断监测人体运动、体温和声音数据，以评估是否有癫痫发作[56]。将配备有脑电图捕捉传感器的头带连接到充当网关和边缘节点的中间设备，网关处理捕获的 EEG 数据，并生成紧急警报以警告护理人员；然后将此数据进一步传输到云服务器，在云中存储该数据以供医疗保健专业人员进行长期分析和精确诊断；此外还可以使用大数据和卷积神经网络（Convolutional Neural Networks, CNN）分析发作前的脑电图来预测癫痫是否发作，并生成刺激信号以抑制癫痫发作[57]，这些应用程序的框架如图 3-19 所示。

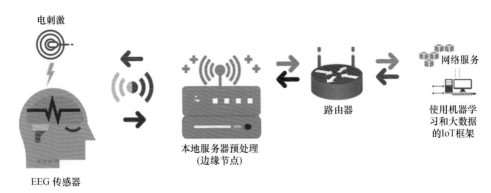

图 3-19　基于移动边缘计算的神经系统疾病诊断

2. 健康管理系统

医疗物联网中的传感器收集居民健康的详细信息，例如心电图、心率、血压、血氧饱和度和脉搏率等。此外，可穿戴设备也可用于记录用户的生理参数信息。这些信息被发送到基于移动边缘计算的健康管理系统以分析用户健康状况，如图 3-20 所示。收集的数据在移动边缘计算节点进行预处理、消除噪声等，有效减少通信网络承载的数据量。医疗物联网能够准确地监控患者并实时更新患者健康状况，改善患者的生活质量，预测其出现的健康问题，协助医院和急诊室的医疗服务。

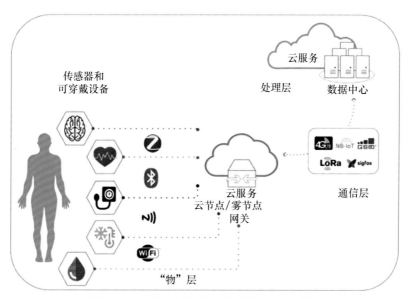

图 3-20　基于移动边缘计算的健康管理系统

3.5.3　基于移动边缘计算的医疗物联网展望

由于移动边缘计算无须连接到远程数据中心就能运行许多关键功能，因此移动边缘计算使得医疗保健部门为偏远地区提供医疗保健服务成为可能。随着更多可收集和处理的信息与医疗保健相关的物联网设备投放市场，其本地化处理能力将持续获得显著提升。移动边缘计算的部署可能会促进癌症筛查中心和"弹出式"诊所的普及。它还将通过医疗物联网中的心脏起搏器、除颤器等医疗设备，为医生和医疗保健专业人员提供更即时的患者医疗信息。

此外，基于边缘计算的物联网设备能够收集患者数据，将结果发送至当地诊所，并向医务人员提供实时的信息。即使患者不在场并且未预约，医务人员也能够随时查看患者数据，这有助于更积极有效地应对慢性疾病，例如糖尿病和心血管疾病。它还可以为老年患者提供更全面的护理。展望未来，移动边缘计算可以帮助医院和医疗保健机构运营一个远程医疗服务网络，为医务人员和

121

医疗保健专业人员提供在线实时访问。

基于移动边缘计算的医疗物联网前景十分广阔，并且通过探索移动边缘计算可以更好地支持人工智能的发展。面对整个医疗保健行业医疗数据的不断增长，移动边缘计算仍将提高效率，以应对特定的医疗保健挑战。

3.6 云平台技术

医疗物联网中，医院的信息系统和各类远程监护应用将带来海量、异构的医疗数据，为了对这些海量数据进行有效存储、分析和处理，需要构建大型的医学数据仓库，对来自各类医疗设备、医院信息系统、远程传感器的医疗数据进行清洗和转换。

云数据中心是构建医学数据仓库的理想选择，利用普通商用服务器或定制的云服务器，通过高速网络互联，构成云计算的物理基础设施。结合虚拟化技术，可以在物理服务器上提供可配置的虚拟机服务，从而实现最基本的基础设施即服务（Infrastructure-as-a-Service, IaaS）；通过基于实例或基于框架的开发、测试和运行平台，可以提供最基本的平台即服务（Platform-as-a-Service, PaaS）；通过基础设施层和平台层服务可以根据应用功能需求开发并提供多种多样的服务化的软件，即构成了软件即服务（Software-as-a-Service，SaaS）。由于云平台具有自动化管理、结构化存储、弹性化配置、渐进式扩展等特点，使得基于云计算的服务能力可以根据需求的增加而动态增长，从而实现按需提供服务的计算模式。

云数据中心使用简单，部署快，支持异构节点共存，数据块可根据使用频率自动迁移，以满足不同的应用需求；可实时调整存储资源，并提供对数据不同的保护级别。

3.6.1 基于云架构的医疗信息共享服务平台

云计算能够为医疗机构提供包括基础设施、平台、服务各层次全方位的服务，且云平台具有自动化管理、结构化存储、弹性化配置、渐进式扩展等特点，使得基于云计算的服务能力可以根据医疗应用需求的增加而动态增长，因此基于云架构构建医疗物联网信息共享服务平台是承载典型医疗业务及典型应用场景的物联网的发展方向。医疗信息共享平台包含了个人健康档案数据、医学影像数据、临床检验数据和医疗设备资产数据等。

3.6.2　基于云平台的医疗数据挖掘应用

在云平台的基础上，构建的医学数据仓库对来自各类医疗设备或医院信息系统的医疗数据进行清洗、转换以及对多模态的医疗数据的更进一步的挖掘，为医院管理和临床诊断提供数据支撑。

医学数据仓库存放着海量的医疗管理数据、临床数据和远程数据，需要采用数据挖掘技术找出海量数据中隐藏的有用信息，并把这些挖掘出的信息应用到现实的医院管理和临床诊断中。和其他行业的数据相比，医学数据具有以下特殊性[44]：

（1）数据的多样化：医学数据包括患者的生理参数、化验结果、心电图的诊断结果、病历信息等，还可能包含语音和视频信息，涵盖了数据、图像、文本等多种类型，数据类型混合，这种多样化数据加大了医学数据挖掘的难度；

（2）不完整性：病历信息只能反映某种疾病的部分信息，表现为医学数据的不完整性，同时，许多医学信息的表达、记录本身就具有不确定和模糊的特点，病历信息的客观不完整和主观描述的不确切，导致了医学数据的不完整性；

（3）时效性：医学检测的波形、图像等都是病人在某一时刻的医学数据，带有一定的随机性和不可重复性；

（4）冗余性：医学数据库中可能存储有大量相同或部分相同的医学数据，如对于某些疾病，病人表现的症状、化验结果和采取的措施有很高的相似度。

针对医学数据的特殊性，数据挖掘采用的关键技术包括：

（1）数据预处理：因数据库中存储有大量模糊的、不完整的、带有噪声和冗余的信息，在数据挖掘前，需要对这些数据进行清理和过滤，平滑噪声数据，识别删除孤立点，清除重复数据，以确保数据的一致性和确定性，将其变成适合挖掘的形式；

（2）快速、鲁棒的挖掘算法：医学数据仓库中含有海量信息，在这样庞大的数据仓库中提取知识，需要花费比其他数据库更多的时间，因此需要考虑医学数据挖掘的效率问题。医学数据挖掘算法对医疗的响应速度和医疗成本有着直接的影响，快速的挖掘算法对社区医疗和远程医疗更有意义。由于医学数据仓库种类多且不断变化，这就要求医学数据挖掘算法具有鲁棒性和容错性。医学数据的挖掘主要是为医疗提供科学而准确的诊断，所以，数据挖掘算法必须保证可靠性和准确率[58]。

医学数据挖掘，应用人工神经网络、模糊系统和进化计算对数据的处理和知识的提取效果良好。例如，运用组合神经网络可对危及生命的心律失常进行归类；采用神经网络，能够找出服用抗精神病药物与心肌炎和心肌病发作的关系；利用模糊神经网络，可以从心跳记录中鉴别心室的过早收缩。

3.6.3　支撑不同应用需求的医学专家系统

医学专家系统是一个含有大量的某个领域专家，能够利用专家的知识和经验来处理该领域问题的智能系统。医学诊断是医学专家系统应用最广泛和最成功的领域，可以向医生提供各种数据和可能的常规诊疗方案，帮助医生解决复杂的医学问题。同时医学专家系统由于综合吸收了众多医学专家的大量的从医经验和权威知识，在诊断的可靠性上甚至超过了人类，并且医学专家系统不会受到心理因素的干扰，也不会受到年龄对记忆力的影响，可以使专业的知识和经验得到广泛地推广和保留[59]。

医学专家系统通常分为人机接口、解释接口、知识获取模块、推理机、综合数据库和知识库[58]。

（1）人机接口：负责将一般用户、领域专家和知识工程师输入的信息以系统内部可识别的形式标识出来，然后将相应的表示形式传递给相关模块进行处理。系统输出的信息也通过人机接口从内部表达转换为能够被用户接收的信息展示给用户。

（2）解释接口：是用户与系统交互的环节，主要是对专家系统的结论做出解释，回答用户的问题。

（3）知识获取模块：将专业知识和专家所积累的经验知识存储于医学专家系统的数据库，用来维护和完善数据库。

（4）推理机：是整个医学专家系统的思考核心，用来模拟专家对问题的思考过程，实现求解问题和验证假设的功能，在协调系统正常运作和利用现有知识上发挥了重要的作用。

（5）综合数据库：也被称为全局数据库，是一个不断被更新的动态数据库，综合数据库被用来存储包括原始数据和推理结果等各种中间信息。

（6）知识库：用来管理和存储需要的专家系统的知识，并利用知识表示法将知识转变成计算机能够理解的形式。知识库存储的知识包含了病历知识和规则知识。

医学专家系统获得了巨大的发展，很多基于医学专家系统的医疗诊断和医疗决策系统被开发出来，并且运用到了临床中。在妇产科领域，利用计算机辅助系统记录心率和宫缩，采用神经网络的方法进行分析，可以对病人的病情进行专家级别的处理；在中医领域，医学专家系统能较好地模拟医生的思路，进行辨证施治，从知识库中提取中药或针灸的治疗方案；在医学影像学方面，通过利用影像归档和通信系统（Picture Archiving and Communication Systems, PACS）建立的适用于不同模态医学图像的共用的影像学专家系统，在健康监护机构被用于自动检索影像数据库[41]。

目前应用较多的是单个医学专家系统，问题求解方法单一，解决问题的领域很窄，对于复杂病情很难得到满意的诊断结果。基于分布式协同医疗诊断系统(又称群专家系统)是克服单个医学专家系统局限性的一个重要途径，在若干个相近领域或一个领域的多个方面的分专家系统之间采用同网协商的方法，以任务共担和结果共享的方式互相协助，共同完成复杂病例的诊断。此外，多媒体技术可以将图形、图像、声音等信息的特征提取出来与高级临床知识相结合，改变单个医学专家系统以往单一文字的表示形式，并可借助医学辅助手段来拓宽知识推理的范围。根据物联网所承载的典型医疗业务和典型应用场景的不同需求，分步式协同医疗诊断系统为医疗服务的提供方（主要是医院的管理人员和临床医生）和医疗服务的需求方（主要是患者）实现智能化的决策支持，是重要发展方向之一。

针对医疗服务的提供方，根据医院信息系统提供数据，结合管理人员和医护人员的专业知识以及信息共享平台构建的专家知识库的模型，为医院管理、临床诊断、远程诊断提供智能化的决策支持。

针对医疗服务需求方，在医学数据仓库海量的医疗管理数据、临床数据和远程数据的基础上，采用数据挖掘技术找出数据中隐藏的有用的信息，并进一步应用到现实的医院管理、临床或远程诊断中。

3.6.4　医疗信息服务中间件

医疗信息服务中间件具有可扩充性、易管理性、高可用性和可移植性的特点。面对医疗物联网复杂多变的系统环境，异构的物理设备、远距离多样式的无线通信、大量的传感器的部署和海量数据融合等都对医疗信息服务中间件提出了更高的要求。

医疗信息服务中间件的研究，能够为各临床信息子系统以及跨医院、跨区域的医疗信息交换提供通用的医疗信息访问服务。研究医疗信息服务中间件，能够使跨医院、跨区域的医疗信息交换和共享更为便捷，同时也使得海量医学数据的挖掘和分析更加深入；可以使医院内部各科室的信息系统之间以及它们与医院信息系统之间的耦合度降低，从而使医院内部业务流程的整合度提高。由于医疗信息包含与患者隐私相关的敏感信息，所以对医疗信息服务中间件的研究应关注数据访问控制和数据加密功能。

参 考 文 献

[1] 陈琪 .A 公司市场销售策略分析 [D]. 厦门：厦门大学 ,2012.

[2] L. Sun, X. Jiang, H. Ren, et all. Edge-Cloud Computing and Artificial Intelligence in Internet of Medical Things: Architecture, Technology and Application[J]. IEEE Access, 2020, 8: 101079-101092.

[3] S. Vishnu, S. R. J. Ramson, R. Jegan. Internet of Medical Things (IoMT) - An overview. 2020 5th International Conference on Devices, Circuits and Systems (ICDCS), 2020[C]. IEEE.

[4] L. D. Xu, W. He, S. Li. Internet of Things in Industries: A Survey[J]. IEEE, 2014, 10(4): 2233-2243.

[5] 彭杰纲 . 传感器原理及应用 [M]. 北京：电子工业出版社 ,2012.

[6] 刘辉辉 , 陈晓冰 , 李小玲 . 无线传感器网络在医疗中的应用 [J]. 山西电子技术 ,

2009, 000(006): 63-64.

[7] 李盟, 葛云涛. 无线传感器网络在医疗领域中的应用分析 [J]. 无线通信, 2019, 9(6): 180-184.

[8] 宫继兵, 王睿, 崔莉. 体域网 BSN 的研究进展及面临的挑战 [J]. 计算机研究与发展, 2010,47(5): 737-753.

[9] 邵仲达. 菝葜科 DNA 条形码研究及数据库构建 [D]. 杭州: 浙江大学,2013.

[10] 叶祥根. 基于过程信息管理林产品溯源系统研究及实践 [D]. 杭州: 浙江农林大学, 2013.

[11] 李银花, 刘雪莉, 宋建英. 认识二维码 [J]. 网络导报・在线教育,2012,(23): 181.

[12] 刘东昌. 复杂背景下二维条形码的识别 [D]. 北京: 中国科学院研究生院,2011.

[13] 潘勇. 基于分数阶 Fourier 变换的 RFID 定位系统关键技术研究 [D]. 天津: 天津大学, 2013.

[14] 邓晶. 医院物流管理领域中的 RFID 技术应用 [J]. 商场现代化,2008,(20): 116-117.

[15] 张超.RFID 在医院管理中的应用: 2008 中华临床医学工程及数字医学大会、中华医学会工程学分会第九次学术年会暨国际医疗设备应用安全及质量管理论坛论文集 [C]. 2008.

[16] 姚渔衡. 基于 RFID 的医院治疗系统的实现 [D]. 南京: 南京大学,2012.

[17] 胡兴军.RFID: 医院信息化建设的利器 [J]. 中国医疗器械信息,2007,13(2): 31-36.

[18] 潘涛. 指纹图像分割方法研究 [D]. 南京: 南京理工大学,2006.

[19] 李鹏.ZigBee 网络性能分析及网络规划应用研究 [D]. 武汉: 华中师范大学,2009.

[20] 陈智翔. 基于 ARM9 的 ZIGBEE 无线家庭网关设计 [D]. 武汉: 武汉理工大学, 2009.

[21] 马巧娟. 基于 IEEE 1451.5 无线传感网络的研究与设计 [D]. 成都: 西华大学,2010.

[22] 王瑞彩. 基于 ZigBee 技术无线网络定位算法改进研究 [D]. 天津: 南开大学,2009.

[23] 戚剑超. 基于 IPv6 的无线传感器网络应用研究 [D]. 安徽: 合肥工业大学,2009.

[24] 耿斌, 葛宏, 蒋科, 等. 应用于人体监测的短距无线通信技术 [J]. 现代仪器与医疗, 2013,19(6): 16-18, 21.

[25] 石道生, 任毅, 罗惠谦. 基于 ZigBee 技术的远程医疗监护系统设计与实现 [J]. 武汉理工大学学报 (信息与管理工程版),2008,30(3): 394-397.

[26] 简伟. 超高速毫米波无线传感通信系统 [D]. 北京: 北京邮电大学,2011.

[27] 徐峰，刀节涛.蓝牙技术标准的发展与未来 [J]. 电脑知识与技术 ,2010,06(15): 4057-4059.

[28] 刘晓东 . 基于蓝牙技术的心音无线传输系统的研究 [D]. 重庆：重庆大学 ,2004.

[29] 罗振东 . 下一代 WLAN 技术标准 802.11ac/ad[J]. 现代电信科技 ,2010,(12): 10-14.

[30] 李俊 . 论如何在 WiFi 技术基础上全面实现移动医疗 [J]. 东方食疗与保健 , 2015,(5): 251

[31] 干国政 . 无线 MANET 组播自适应路由协议研究 [D]. 安徽：中国科学技术大学 , 2006.

[32] 中华人民共和国工业和信息化部 . 无线物联网适用于数字医疗和电子健康档案等 新型应用的关键技术研究报告

[33] 范海亮 . 基于 802.11e 无线局域网协议的 QoS 功能改进与实现 [D]. 成都：电子科 技大学 , 2011.

[34] 杨全博 .HCCA 接入机制的分析和改进 [D]. 大连：大连理工大学 , 2008.

[35] 夏舜晖 . 面向无线局域网 MAC 机制的研究 [D]. 湖南：湖南大学 , 2006.

[36] 林宇 . 煤矿环境层次型多参数监测无线传感器网络及其互连的设计与实现 [D]. 北 京：北京交通大学 ,2009.

[37] 田辉，唐浩，何宝宏，等 . 互联网路由可扩展问题研究 [J]. 电信网技术 . 2009,(4): 441-450.

[38] 马军锋 , 妥海俊 . 向 IPv6 网络演进的技术路线和方案分析 [J]. 现代电信科技 , 2010,(8): 13-17, 35.

[39] 曹丛柱，方木云 . 无线传感器网络安全问题浅析 [J]. 电脑知识与技术 ,2009,5(16): 4161-4163.

[40] 郝悦 . 基于静态博弈的 WSN 安全路由算法的研究 [D]. 沈阳：东北大学 ,2011.

[41] 袁伟 . 无线传感器网络中的 Sinkhole Attack 检测研究 [D]. 桂林：桂林电子科技大 学 , 2011.

[42] 宋俊学 .WLAN 技术在企业组建局域网中的应用 [D]. 重庆：重庆大学 , 2007.

[43] 杜加懂 .IEEE 802.15.4 关键技术及标准进展 [J]. 现代电信科技 ,2011,41(10): 48-52.

[44] 祝明媛 . 基于 802.1x 的无线局域网用户访问控制方法设计与实现 [D]. 成都：电子 科技大学 ,2004.

[45] 施巍松，张星洲，王一帆，等 . 边缘计算：现状与展望 [J]. 计算机研究与发展 ,

2019,56(01): 69-89.

[46] 李子姝 , 谢人超 , 孙礼 , 等 . 移动边缘计算综述 [J]. 电信科学 ,2018,34(01): 87-101.

[47] Pace P, Aloi G, Gravina R, et al. An edge-based architecture to support efficient applications for healthcare industry 4.0[J]. IEEE Transactions on Industrial Informatics, 2018, 15(1): 481-489.

[48] Li X, Huang X, Li C, et al. EdgeCare: leveraging edge computing for collaborative data management in mobile healthcare systems[J]. IEEE Access, 2019, 7: 22011-22025.

[49] 吴文健 , 季国忠 , 金培生 , 等 . 关于电子病历智能化质量控制管理及思考 [J]. 江苏卫生事业管理 ,2020,31(09): 1181-1184.

[50] Al Ameen M, Liu J, Kwak K. Security and privacy issues in wireless sensor networks for healthcare applications[J]. Journal of medical systems, 2012, 36(1): 93-101.

[51] 寇家华 , 唐雷 , 乔峙 , 等 . 基于可穿戴计算的体域网技术应用现状与趋势研究 [J]. 信息通信技术与政策 ,2020(08): 75-79.

[52] 周彬 , 沈黎 , 吴檠 , 等 . 浅论医疗数据及其安全防护 [J]. 医学与社会 , 2020,33(09): 101-105.

[53] Dong P, Ning Z, Obaidat M S, et al. Edge computing based healthcare systems: Enabling decentralized health monitoring in Internet of medical Things[J]. IEEE Network, 2020.

[54] 王雄 . 医疗物联网实现互联心脏监测 [J]. 计算机与网络 ,2020,46(09): 38-39.

[55] Kum S W, Moon J, Lim T B. 2017 IEEE 7th International Conference on Consumer Electronics-Berlin (ICCE-Berlin), Septemser, 2017[C]. IEEE.

[56] Jagtap P T, Bhosale N P. IoT Based Epilepsy Monitoring using Accelerometer Sensor: 2018 International Conference on Information, Communication, Engineering and Technology (ICICET), Auguest 29-31, 2018[C]. IEEE, 2018.

[57] Hosseini M P, Pompili D, Elisevich K, et al. Optimized deep learning for EEG big data and seizure prediction BCI via internet of things[J]. IEEE Transactions on Big Data, 2017, 3(4): 392-404.

[58] 姜代伟 . 健康监护智能终端的动态电压调节策略研究 [D]. 武汉：华中科技大学 , 2012.

[59] 程勇 , 陈卫国 . 医疗诊断专家系统的研究和应用 [J]. 医疗设备通信 , 2005,20(2): 33-35,51.

第四章　医疗物联网虚拟化研究

按照世界公认的时间表，第五代移动通信技术（5th Generation Mobile Networks, 5G）于 2020 年实现商业化。5G 推出的原则是以服务为驱动的网络，其要应对的挑战是在未来十年，无线通信流量将增加至现有流量的 1 000 倍。由于无线带宽资源受限，亟须大幅度提高频谱效率，即需要极大提升现有 4G 具有的频谱效率。为此，5G 将构造一个水平网络，全面提升服务范围和服务质量；而在特殊应用场景中，5G 将构造一个以需求为导向的垂直应用网络。

按照当今发展趋势，我们认为虚拟网络是解决医疗物联网问题的有效途径之一。

4.1 医疗物联网虚拟网络框架

4.1.1 无线虚拟网络的概念

由于医疗 / 健康网络服务的多样化，传统的移动通信技术很难满足其所有的服务要求。5G 是一个以服务为驱动建设的网络，意味着我们无法要求一个网络满足所有需求。因此，5G 把网络分为水平网络和垂直应用网络，其中垂直应用网络是针对特殊服务的网络，例如：医疗物联网、车载通信等，而虚拟网络正是解决垂直应用网络的有效方法之一。

医疗 / 健康网络虚拟化是指应用于医疗服务领域的无线网络虚拟化，其目的是满足医疗机构或用户的节点、链路的服务质量需求，在网络资源受限的情况下，保证医疗服务对网络资源（特别是紧急医疗服务）的优先使用。它有效解决了异构网络资源共享的问题；满足了网络服务提供商或终端用户的多样网络请求问题。

一般而言，网络虚拟化旨在共享的物理网络资源上创建一个或多个虚拟网络，这些网络具有相对独立的管理方式。也就是说，网络虚拟化是在底层物理网络和用户之间增加一个虚拟映射层，该层对物理网络层资源进行分割并提供虚拟网络。网络虚拟化通过对网络资源的抽象、网络资源的共享和高效复用以实现网络的特殊服务。

133

节点虚拟化和链路虚拟化是无线网络虚拟化的两种形式。在无线网络的节点虚拟化中，其虚拟化节点包含处理虚拟资源中的数据包，在虚拟平台上转发数据包等功能组件，这和有线网络的节点虚拟化类似[1]；而无线网络的链路虚拟化更具挑战，其原因是无线空中接口信道具有很大的随机性，信道质量随时间呈现出较快的变化。在支持网络服务质量方面，无线虚拟网络需要调节的参数远大于有线网络，它包括时间、空间或频率等多个维度的参数，并且经常出现移动网络资源共享的情况。比较而言，节点映射包括一个虚拟节点仅能被映射至一个底层物理节点上以及多个节点重映射到同一个物理节点上。在链路映射过程中，一条虚拟链路可以被映射至底层网络上的一条或多条物理链路上，其复杂度也远远超出有线网络的情况。

虚拟网络起源于虚拟局域网（Virtual Local Area Network, VLAN），也就是将局域网设备从逻辑上划分为若干不同网段，可不考虑它们之间的物理连接，从而实现虚拟工作组的技术。虚拟网络以局域网交换技术为基础，网管人员可控制交换机分配出入局域网的数据包到正确的出入端口，以达到对不同局域网里的设备实现逻辑分群管理，并降低局域网内部在大量数据流通时，因无关数据包过多导致的拥塞问题，提升局域网的信息安全保障[2]。

无线网络虚拟化需要满足以下要求：

（1）兼容性。在无线网络虚拟化中，物理网络设施需要允许多个独立的虚拟网络共存[3]。另外，由于虚拟网络是根据服务提供商的业务需求构建的，因此具有不同的服务质量要求、拓扑兼容、服务类型和安全级别，并适应不同的用户行为习惯。因此，无线网络虚拟化的架构需要有不同的虚拟网络、不同的服务质量要求和不同的拓扑兼容。

（2）灵活性。由于虚拟化技术需要提供用户定义的控制平面、解耦控制平面和数据平面，因此需要一定的灵活性，以确保虚拟网络有效实现用户定义的功能。此外，虚拟化技术的实现可以基于不同的网络级别，包括子信道级别、时隙级别和天线级别。不同级别的虚拟化网络对灵活性有不同的要求。高级别的虚拟化网络要实现资源共享，这将降低虚拟化网络的灵活性；而低级别的虚拟化网络具有相对独立的功能，这将增强虚拟化网络的灵活性。

（3）可编程性。由于需要将虚拟资源和网络分配给不同的服务提供商以便使用和操作，因此无线网络虚拟化需要提供从虚拟资源到服务提供商端到端的控制。服务提供商可以管理、配置和分配虚拟网络，例如路由控制、虚拟资源调度、准入控制等。为了实现可编程性，无线网络虚拟化需要定义移动网络运营商和服务提供商之间的接口，同时提供统一的编程语言。

（4）隔离性。隔离性旨在确保任何虚拟网络中的配置、拓扑更改和用户定义的行为不会影响同一物理网络中的其他虚拟网络。然而，对于无线网络，尤其是蜂窝网络，小区中的任何变化都会对相邻小区产生很大影响（例如邻域干扰）；同时，用户的移动性将导致网络的频繁切换，从而增加整个无线网络的不稳定性。因此，为了确保不同服务提供商之间的虚拟网络彼此独立，隔离性成为无线网络虚拟化的一个重要特征。

（5）异构性。随着无线网络的发展，无线网络虚拟化需要支持多个异构的无线网络系统[4]。同时，顶级无线虚拟网络还呈现出多业务、不同需求、不同拓扑的异构性。

目前，正在建设的虚拟化网络主要应用在有线网络上，如：虚拟专用网络（Virtual Private Network, VPN），它是在公用网络上建立专用网络，进行加密通信。VPN通过公用的网络架构（如互联网等）传送信息，它利用已加密的隧道协议（Tunneling Protocol, TP）来达到保密、发送端认证、消息准确性等安全效果，也就是利用加密技术在公共网络上封装出一个数据通信隧道，这种技术可以用不安全的网络（如互联网等）来发送可靠、安全的消息。

软件定义网络（Software Defined Network, SDN）是虚拟网络的前身，其网络控制平面与转发平面是解耦的，可对网络控制进行编程，SDN被视为最有希望实现虚拟网络的技术之一。SDN主要有四个关键特征：第一，控制平面与数据平面的隔离；第二，对网络使用集中控制器进行管理；第三，控制平面的设备与数据平面的设备间使用开放接口；第四，外部应用可对网络进行编程。SDN使得网络管理员可不向网络交换机提出物理访问要求，直接对网络流量进行可编程集中控制。OpenFlow是一种在SDN的控制层与转发层之间定义的标准化通信接口。OpenFlow允许对转发平面的网络设备直接访问与控制。使用OpenFlow可由在多个路由器上运行的软件来决定通过交换机的数据包。

另外，主动可编程网络（Active and Programmable Network, APN）也属于虚拟网络的范畴，它用以满足创建、部署与管理用户需求，可将软件控制与通信硬件隔离开来，且允许不同协议不冲突地运行于同一网络上。APN 旨在以网络应用编程接口（Network Application Programming Interface, NAPI）的形式公开物理网络的资源，以便用户可以自定义数据包的处理。APN 的实现方式有两种，第一种是通过电信技术中的信令区分网络中的传输层和控制层；第二种是控制层可以打开网络的可编程接口，并允许服务提供商控制网络状态，控制信息封装在消息内部，路由器在接收消息时根据信息处理消息，以达到定制消息的目的。不难看出，第二种方式为 APN 提供了更大的灵活性和更多的适应性。

值得一提的是 SDN 在 VPN 实践中的运用。VPN 通过在数据链路层或网络层上建立一条逻辑链路来让广域网上的多个内网之间进行相互访问。有基于租用专用物理线路实现的方式（如帧中继和异步传输模式（Asynchronous Transfer Mode, ATM）），也有基于以太网的虚连接的非专用线路实现方式。具体分类如下：ATM 和帧中继都属于数据链路层 VPN 技术；通用路由封装协议（Generic Routing Encapsulation, GRE）、第二层隧道协议（Layer Two Tunneling Protocol, L2TP）、多协议标签交换（Multi-Protocol Label Switching, MPLS）和互联网网络层安全协议（Internet Protocol Security, IPsec）属于网络层 VPN 技术。其中，MPLS 是数据链路层的标签，并且这种标签是自动配置的，添加一个新站点较为方便，但 MPLS 的控制平面较复杂。SDN 可将数据平面和控制平面解耦，如此一来便能解决 MPLS 的控制平面复杂的问题，由统一的控制平面协议来指导 MPLS 数据平面的标签操作，不用考虑其他的协议。也就是说，过去网络的每个交换机都是一个独立的个体，交换机之间运行协议并形成转发表项，根据表项转发数据，例如数据链路层的 MAC 或网络层的 IP。但 SDN 的控制平面和转发平面分离，使用集中化管理方式的控制平面将生成转发表项，并交给转发平面的交换机。

覆盖网络（Overlay Network, ON）则是在网络的物理拓扑基础上创建了其他的具有虚拟拓扑的虚拟网络，节点之间通过虚拟链路连接。

近年来，国际上的网络虚拟化项目不断涌现，涉及网络技术、虚拟化的层级、虚拟化粒度以及虚拟化的无线传感网络等多个方面，现就五个重要的网络虚拟化项目进行介绍：

（1）CABO 项目，支持完全虚拟化，将基础设施提供商和服务提供商分离开来，同时允许服务提供商提供多个基础设施的端到端服务；另外，其中的虚拟路由器可从一个物理节点移动到另一个物理节点。

（2）4WARD 项目，已投入实际使用，其中包含虚拟网络提供商和虚拟网络运营商，包含了大量网络虚拟化的资源分配与资源发掘，可支持异构网络的虚拟化。

（3）PlanetLab 项目，其中心设计思路是切片，每个应用基于覆盖网络的切片运行，切片把物理资源分配到每个虚拟机上。

（4）GENI 项目，将网络虚拟化引入无线领域，在时间、空间和频率多个维度上将资源以切片形式进行虚拟化，给研究人员提供了在现有网络要求的基础上，创建定制虚拟网络的机会。

（5）VITRO 项目，提供了在无线传感网络领域中的虚拟化集成架构和高级服务，实现了运行于物理节点上的应用与物理传感器部署的解耦。

4.1.2　无线虚拟化技术

1. 基于 SDN/OpenFlow 的虚拟化

SDN 通过分离数据平面和网络设备的控制平面来灵活地控制网络流量[5]。SDN 的基本特征包括控制平面和转发平面的隔离，转发平面和控制平面之间接口的开发以及逻辑集中控制。OpenFlow 是 SDN 的实现方案，此方案中，管理人员不用更改网络设备，只需要使用特定的接口根据需求对设备进行编程，就可以创造新的网络协议和发展外延。OpenFlow 交换设备包括三个部分：流表、安全通道（Secure Channel, SC）和 OpenFlow 协议。控制器可以通过 OpenFlow 协议控制不同的网络交换设备，主要是对它们的流表编程。控制器可以通过定义不同的规则来修改流表，指定数据包交换和路由路径。OpenFlow 协议可以将物理网络划分为彼此独立的逻辑网络并对其进行虚拟化。

FlowVisor 为 SDN 技术增加了一个虚拟化层，不仅使网络更加灵活和模块化，而且实现了虚拟网络实例之间的隔离。作为协议，FlowVisor 使用虚拟化技术作为参考来实现底层硬件的抽象，以确保硬件资源的共享，这是网络虚拟化技术的雏形，基于 FlowVisor 的网络虚拟化系统如图 4-1 所示。FlowVisor 被部署为物理硬件和控制软件之间的网络虚拟化层，并通过 OpenFlow 协议控制底层物理网络[6]。FlowVisor 不仅可以部署多个控制器，还可以确保每个控制器控制的逻辑网络彼此隔离。

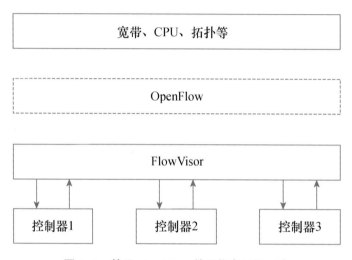

图 4-1　基于 FlowVisor 的网络虚拟化系统

2. NFV

网络功能虚拟化（Network Functions Virtualization, NFV）将标准的虚拟化技术扩展到通用硬件设备上，以软件的形式部署各种网络功能模块，实现软硬件解耦的效果。这些通用硬件设备可以部署在数据中心，网络节点和最终用户站点的高容量服务器、交换机和内存中；基于软件的网络功能可根据实际业务需求在这些通用硬件设备上自动部署、弹性扩展、故障隔离和灵活迁移，而无须再依赖专用的硬件设备。传统的专用硬件设备到 NFV 软硬件解耦过程，如图 4-2 所示。

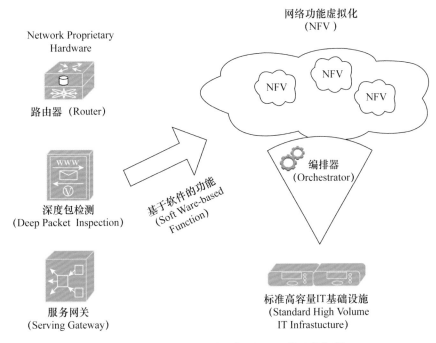

图 4-2　传统的专用硬件设备到 NFV 软硬件解耦

NFV 与 SDN 之间存在着联系和差异，两者之间的联系主要体现在，NFV 和 SDN 具有高度协同作用，这两者是互补关系，统一到"基于软件的网络"类别，SDN 可以在 NFV 提供的基础设施上运行，增强 NFV 的兼容性、易操作性和其他性能[7]，SDN 也受益于 NFV。两者的显著差异主要体现在，一方面，NFV 专注于具有网络功能的软件，如何自动部署和管理虚拟网络功能，而 SDN 则侧重于网络控制和数据的分离；另一方面，NFV 可用于部署现有网络服务器，而 SDN 需要使用单独的控制平面和数据平面重建网络。

NFV[8] 将传统通信网络从专用硬件设备中解放出来，通过利用通用转发设备，开发传统的"硬件盒"模式的电信设备，以降低网络和运维成本，提高网络的灵活性和拓展性，虚拟化技术将承载与硬件相关的计算。存储和网络资源被虚拟化为多个虚拟机，可以在不同的虚拟机上运行未使用的操作系统和应用程序，从而相互隔离并最大限度地利用硬件平台上的所有资源。

NFV 架构可以分为三个层面：NFV 基础设施层、虚拟网络功能层以及 NFV 管理和编排层，如图 4-3 所示[9]。

139

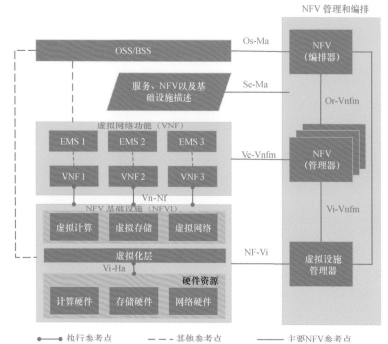

图 4-3　NFV 架构图

（1）NFV 基础设施（NFV Infrastructure, NFVI）层。该层提供运行 NFV 的虚拟环境，包括面向连接的传送业务（Connection Oriented Transfer Service, COTS）硬件、加速器和软件虚拟化层。具体而言，包括服务器、虚拟机管理程序、虚拟机（Virtual Machine, VM）、操作系统，虚拟交换机和网络资源。NFVI 通过虚拟化层（基于 Hypervisor）完成物理资源（计算、存储、网络）的抽象，形成虚拟计算资源、虚拟存储资源和虚拟网络资源。

（2）虚拟化网络功能（Virtual Network Function, VNF）层。在 NFVI 上运行的软件，用于实现网络功能。其中，网络功能是指在网络基础设施中具有明确定义的外部接口和功能模块。网络功能虚拟化行业规范工作组（Industry Specification Group, ISG）认为电信网络设备包括呼叫会话控制功能（Call Session Control Function, CSCF）、家庭用户服务器（Home Subscriber Server, HSS）、深度包检测（Deep Packet Inspection, DPI）、接入设备、防火墙、宽带远程接入服务器（Broadband Remote Access Server, BRAS），服务提供商提供的骨干网的边缘（Provider Edge, PE）路由器和内容分发网络（Content

Distribution Network, CDN）设备等可以演变为虚拟功能网络元件，而不会丢失在通用硬件设备上。

（3）NFV 管理和编排（Management and Orchestration, MANO）层：包括网络功能虚拟化编排器（NFV-Orchestrator, NFVO）、虚拟化网络功能管理（Virtual Network Function Management, VNFM）和虚拟基础管理（Virtual Infrastructure Management, VIM），它们充当架构中的管理器，负责物理、基础架构虚拟化生命周期管理和 VNF 生命周期管理。MANO 统一了所有功能模块的部署和管理以及用于在数据库和所用功能模块之间交换信息的接口集，以实现网络部署的"灵活性"。与其他云计算组织相比，MANO 是网络功能虚拟化行业工作组提出的用于实现电信级虚拟化的创新架构。

① NFVO 是整个 MANO 的控制中心，负责 NFV 的统一管理以及安排基础设施资源和软件资源。

② VNFM 负责管理 VNF 的生命周期，包括实例化 / 升级 / 扩展 / 减少 / 终止。

③ VIM 具有资产管理功能，负责物理资产（服务器 / 交换机 / 存储）和软件资产的管理。

3. 网络切片

网络切片（Network Slicing）使用虚拟化技术在同一物理基础架构上生成多个端到端的虚拟逻辑网络[10]。每个逻辑网络，即网络切片，可以为特定的应用场景提供服务，每个网络切片由一组网络和相应的资源组成，是一个完整的网络。而且，网络切片可以实现终端设备、接入网、传输网和核心网的逻辑隔离。一个网络切片的资源过载或拥塞不会影响另一个网络切片。每个网络切片可以服务于特定需求，例如增强型移动宽带（Enhanced Mobile Broadband，eMBB）切片、大规模机器类型通信（Massive Machine Type Communication, mMTC）切片、超可靠低时延通信（Ultra Reliable Low Latency Communication，URLLC）切片等。为了支持相应业务场景的需求，网络切片通过网络功能和协议定制为相应的业务提供匹配服务。因此，网络切片的可定制性实现了"网络切片即服务"，即可以根据需要定制网络功能。网络切片采用虚拟化技术分离网络资源和网络位置，支持切片动态扩展网络资源，实现网络资源的按需定制，有效提高网络资源利用率和网络服务的灵活性。切片之间资源分配的隔离特性可以增强整个网络的可靠性和鲁棒性。

下一代移动网络（Next-Generation Mobile Network，NGMN）建议使用三层网络切片架构，包括基础设施层、网络切片层以及管理和编排层，如图 4-4 所示。其中，管理和编排层代表所支持的业务。每个服务由业务实例表示，该业务实例通常由网络运营商或第三方提供。相应地，服务可以代表运营商的服务或第三方提供的服务，并通过网络切片为终端用户或企业提供服务。

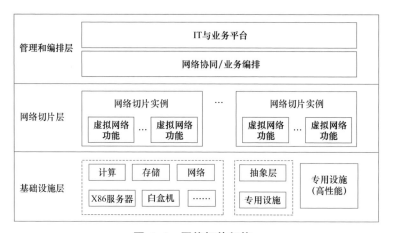

图 4-4 网络切片架构

网络切片层由网络运营商使用网络切片蓝图创建，以提供服务所需的网络功能。网络切片层包括虚拟化后的一组特定网络功能和运行这些网络功能所需的资源，形成完整的实例化逻辑网络以满足网络切片实例所需的特性。网络切片层具有以下特征：网络切片实例可以与另一个网络切片实例完全或部分地逻辑或物理隔离；网络切片实例的资源包括物理和逻辑资源；网络切片实例可以由子网实例组成；网络切片实例可以由多个网络切片实例共享；在创建网络切片实例时，需要特定的策略和配置，提供某些网络特性（超低延迟和超高可靠性）。子网实例由一组网络功能和运行这些功能所需的网络资源组成。子网实例由子网蓝图定义生成；子网实例不需要形成完整的逻辑网络；子网实例可以由两个或多个网络切片共享；子网实例的资源包括物理和逻辑资源。

基础设施层包括虚拟化后的物理资源和逻辑资源。物理资源指计算、存储、网络等资源；逻辑资源是指多个物理资源的分组，用于支持一个网络功能或多个网络功能。

网络切片蓝图是如何控制网络切片实例的结构、配置、计划或工作流的，可以通过提供某些网络特性（例如超低延迟，超高可靠性，企业增值服务等）来实例化网络切片。子网蓝图则描述了子网实例的结构（和组件）和配置以及如何实例化子网和计划/工作流。

4.1.3　医疗物联网虚拟化的必要性

一般地讲，医疗物联网应用的网络拓扑结构如图4-5所示，它由"端""管""云"三部分组成，其中感知层即端，它感知信号、获取信息；网络层即管，它传递信息、服务数据；应用层即云，它将数据挖掘、人工智能应用于数据处理中。医疗物联网的各种服务主要体现在网络服务质量上，和信息传输恰好是一个逻辑关系，是典型的虚拟网络支持的系统。

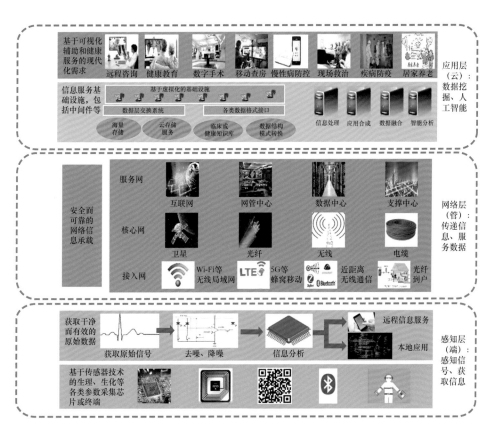

图 4-5　医疗物联网应用的网络拓扑结构

虽然各种应用在医疗物联网上具有类似结构，但是，它们的服务质量要求相差甚大。因此根据医疗服务和市场需求，网络虚拟化可以将各种服务分开，这是一种适应网络用户需求的重要手段，也是 5G 的基本设计思想。

网络虚拟化的灵活、可编程与可定制的特点，使得医疗用户可以在通信中无须考虑接口特性便可以简单快捷地接入和通信；另外，虚拟网络间相互隔离的特点，使得针对不同病患的多个医疗服务可互不干扰地同时进行。网络虚拟化应用于医疗服务领域，可以保障医疗服务数据传输的实时性和可靠性，为实现高质量的医疗服务提供了强大助力。据此，网络虚拟化能够支持移动医疗的特殊服务，是保障病情诊断、病情监测、紧急救治等服务顺利进行的有效方法。

在商业市场方面，网络虚拟化具有资源共享的显著特点，它使得投入网络的资金与运营成本大大降低。对共享无线网络的运营成本与资金投入的详细分析显示，基站和天线的共享能够节省 20% ~ 30% 的资金投入，整个无线网络的共享能够节省 25% ~ 45% 的资金投入。尽管不同地区的运营成本各有不同，普遍来说，通过网络虚拟化可大量减少运营成本和资金投入。另外，无线网络虚拟化也为移动虚拟网络运营商（Mobile Virtual Network Operator, MVNO）和移动网络运营商（Mobile Network Operator, MNO）带来了双赢，MVNO 或其他类型的服务提供商可从 MNO 处租赁虚拟网络，同时 MNO 能够吸引更多地来自 MVNO 和其他类型的服务提供商，获得更多的利润。

4.1.4 移动医疗虚拟网络的环境和应用场景

移动医疗业务面临着复杂的网络环境，在典型的移动医疗应用环境中，如医院病房大楼、急救现场、社区医院等，大量的普通无线网络用户与移动医疗用户共存于相同的空间中，普通用户进行的网页浏览、视频播放、在线游戏等各种类型的业务，占用了有限的网络带宽，很多情况下移动医疗业务必须与这些业务共存，并克服可能出现的网络拥塞。在紧急医疗情况下，例如急救现场，为保障移动医疗业务的服务质量，必须降低普通用户的无线网络业务的服务质量，甚至可能被关停。

移动医疗网络的虚拟化，可实现各个运营商之间的协作，使用它们的网络资源共同为紧急医疗提供服务。例如在急救现场，救护车内是无线局域网的网络环境，车外是时分长期演进（Time Division Long Term Evolution, TD-LTE）系统或 5G，移动医疗虚拟网络可及时将不同的网络环境协同起来，优先满足医疗业务的服务质量，将患者的医疗数据实时、可靠地传回医院的急救中心，以供医生诊治患者使用。

4.1.5　移动医疗虚拟网络总体架构

网络资源虚拟化最初始于有线通信，比较而言，无线网络资源虚拟化相对有线网络资源虚拟化更为复杂，因为无线网络资源有限而且传输质量易受影响，通常需要调节时间、空间、频率或编码等来保障服务质量。网络资源虚拟化的关键问题是，如何将网络底层的资源与网络需求相匹配，以保障网络资源大于等于所需资源，如果资源小于需求则质量难以保障，如果资源过大，会影响其他用户服务。移动医疗虚拟网络架构将解决这一问题。

一般而言，该架构包含四个部分：无线电频谱资源、无线网络基础设施、无线虚拟资源和无线虚拟控制器，如图 4-6 所示。

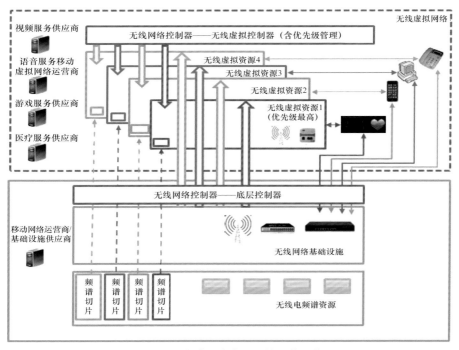

图 4-6　移动医疗虚拟网络总体架构

（1）共享无线电频谱资源。这里的共享是指属于运营商许可的部分频谱可被多个其他已签订协议的运营商使用。目前，运营商尚未做到与医院共享频谱。无线电技术可让频谱的使用更加灵活，是无线电频谱资源共享的重要技术。

（2）共享网络基础设施。网络基础设施是指整个无线物理层网络，包括天线、基站（蜂窝网络中包括大型蜂窝基站、小型蜂窝基站、中继、射频、基带处理器、无线电资源控制器等）、接入点（无线局域网）、核心网络（网关、交换机、路由器等）、传输网络（无线接入网（Radio Access Network, RAN）和主干网络（Core Network, CN）之间的回程线路和其他链路）。网络基础设施的共享分为两个方面：

① 仅网络基础设施共享。它可分为主动式共享和被动式共享。前者是指共享整个移动网络的基本元素，包括无线接入网的射频天线、演进型 NodeB（Evolved NodeB, eNB），传输网络中的回程线路和主干网络、核心网络中的路由器、交换机和注册机等。后者是指运营商共享被动式基础设施，如建筑地基、基站和电线杆等。目前，被动式共享是由和运营商签订协议提供被动式无线接入网基础设施的第三方来操作。

② 全网共享。它是频谱共享与网络基础设施共享的组合，意味着无线电资源与网络基础设施都能在多个签订协议的移动网络运营商之间共享。在实际应用中，全网共享有三种场景，第一种，某些运营商被允许进入覆盖某具体地理位置由其他运营商所拥有的 RAN；第二种，某运营商将其许可频谱共享给其他运营商，或某些运营商将他们的许可频谱聚集起来共享，所有的运营商需要先连接到无线网络控制器再连接到共享 RAN，或是先互连构成一个普通核心网络再连接到共享 RAN；第三种，多个 RAN 共享一个普通核心网络，网络中具有不同功能的节点属于不同的运营商。

（3）共享无线虚拟资源。无线虚拟资源就是切割无线网络基础设施和频谱资源得到的网络切片。理论上，一个单独的切片包含了对无线网络基础设施中的每个元素切割而得到的所有的切片。切割策略有以下四种：

① 频谱切割。频谱通过时分复用、空分复用或覆盖接入来进行切割，并提供给 MVNO 或者服务提供商。另外，在无线网络虚拟化中，频谱虚拟化就是链路虚拟化，重点是链路上的数据承载而不是物理层的技术。我们可认为频

谱切割就是频谱共享和动态存取在虚拟化环境中的应用。

② 基础设施切割。天线、基站、处理器硬件和路由器等物理元素被虚拟化，再被多个运营商共享。当多个拥有频谱的 MVNO 或多个拥有有限覆盖范围的 MNO 想要从某个区域的基础设施提供商那里租借基础设施和硬件时，基础设施提供商必须对自身拥有的物理资源进行虚拟化切割，得到虚拟基础设施或虚拟机的切片。

③ 网络切割。单个基站，如通用移动通信业务（Universal Mobile Telecommunications Service, UMTS）中的 NodeB 或长期演进系统中的 eNB 被虚拟化为多个虚拟基站，且无线电资源（如时隙、频谱和信号处理器等）也被分割并分配给虚拟基站，同时核心网络的实体（如路由器和交换机）也被虚拟化为虚拟机。

④ 流切割。其中切片的定义有所不同，一般是向 MNO 提出虚拟资源要求的实体的一组流。例如，MVNO 向运营物理网络的 MNO 请求切片资源，属于一个或多个 MNO 的物理资源被虚拟化并被切割为虚拟资源切片，这些虚拟资源切片可以是数据传输率或时隙等。

（4）共享无线虚拟控制器。用于实现可提供给服务提供商的虚拟网络切片的定制、管理与编程。通过使用无线虚拟控制器，控制平面与数据平面解耦，服务提供商可用自己的虚拟网络切片定制虚拟资源。控制器包含底层控制器和虚拟控制器，MNO 用底层控制器虚拟化并管理底层物理网络，MVNO 和服务提供商用虚拟控制器管理虚拟切片。传统的无线网络虚拟化中服务之间相互是没有干扰的，而在移动医疗网络虚拟化中，移动医疗服务与其他服务是相互干扰的，必须保证高优先级的移动医疗服务。要求无线虚拟控制器对虚拟资源进行优先管理，以保证医疗业务的服务质量需求，需实行切片优先级策略。

在移动医疗虚拟网络架构中，需要优先保证医疗相关的无线虚拟网络资源的分配，也就是说当提出医疗服务请求时，需将虚拟网络切片优先分配给有权限的医疗机构或者个体，其他服务退居其次。目前，已有的无线虚拟网络有两个典型架构：

（1）接入网虚拟化架构。国际通信行业标准化组织已开展了虚拟化架构——无线接入网共享增强的研究。它具有四种功能：① 接入网拥有者不仅要允许参与的运营商获得相应的无线接入网络资源，而且也允许这些运营商有同等机会获取网络操作的相关信息；② 参与运营商可根据不同的网络资源需求提出相应的无线接入网络资源需求；③ 接入网拥有者根据参与运营商的需求变化来重设无线接入网络资源；④ 接入网拥有者根据参与运营商的资源分配与网络负载情况，采取相应的负载均衡措施。

（2）全网虚拟化架构。它由服务提供商和基础设施提供商组成，基础设施提供商的资源可虚拟化为多个虚拟资源子部分，服务提供商可根据用户需求，请求相应的子部分阻尼资源，为终端用户提供服务，且忽略了底层物理网络结构的差异。属于不同基础设施提供商的网络基础设备可被聚集成为资源池以供服务提供商进行分配使用。服务提供商和基础设施提供商也可分别成为 MVNO 和 MNO。主要涉及虚拟化的核心技术包括基站虚拟化和动态频谱管理。

① 基站虚拟化技术，可通过基站集中式放置、基站间协作以及分布式天线实现。主要方式之一是网络虚拟底层，具备隔离不同网络实体的功能和可定制化功能，另外，网络实体之间可根据容量需求合理共享资源。以此为基础，可将实际的物理网络分为多个虚拟网络切片，共享物理基站的无线资源。

② 动态频谱管理技术，包含集中式和分布式两种方法。基于该架构，无线网络基站可不考虑上层频谱资源的分配，灵活地选择足够的频谱资源以满足用户需求。

4.1.6　移动虚拟网络实例

就无线网络基础设施而言，为达到网络虚拟化的目的，两个或者更多的 MNO 或基础设施提供商之间可签订协议，将无线网络中的物理底层的基础设施聚集在一起形成一个共享的资源池，这种共享用户获得了更好的信号覆盖范围，也减少了需要建造的基础设施的数量。未来医疗物联网的实现应该是基于各个运营商的资源共享的基础之上，再使用资源池中的频谱资源和基础设施资源为医疗机构用户提供各种服务。

已有的第三代合作伙伴计划（3rd Generation Partnership Project, 3GPP）的全网共享架构支持两种类型的共享，多运营商核心网（Multi-operator Core Network, MOCN）配置和网关核心网（Gateway Core Network, GWCN）配

置。在 MOCN 中，共享部分只有无线电资源。在 GWCN 中，共享部分包含了 RAN、移动交换中心（Mobile Switching Center, MSC）、通用分组无线业务（General Packet Radio Service, GPRS）支持节点（Servng GPRS Support Node, SGSN）。移动医疗网络接入网络虚拟化架构，可将 GWCN 与 MOCN 的特点结合起来，一方面可通过多个运营商协同移动性管理实体来统一实现移动性管理等功能的共享，另一方面也可在 eNB 层面进行资源共享。在救护车急救场景中，快速移动中的救护车可通过接入网络虚拟化架构，在移动的过程中及时地连入不同运营商的覆盖网络以保证信号的质量，进而保证重要的医疗数据的传输，如图 4-7 所示。在此架构下，不同的运营商网络相互协同，可优先保证医疗服务的服务质量，保证医疗服务的实时性和可靠性。

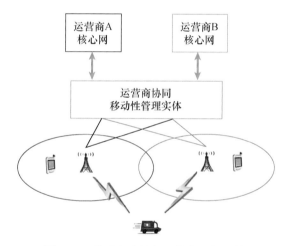

图 4-7　移动医疗接入网络虚拟化架构

就无线虚拟资源的制定和使用而言，移动医疗网络虚拟化应使用了如下策略：

（1）对无线电频谱资源进行频谱切割，得到频谱切片。频谱切割也就相当于频谱共享和动态存取在虚拟化环境中的应用，如图 4-8 所示。将无线电频谱资源分割为多个频谱切片，对切片进行调度，优先为医疗机构提供服务，图中将虚拟网络切片 1 分配给医疗服务如急救、诊断治疗等服务使用，剩下的虚拟网络切片 2 分配给其他如语音通话等服务使用。

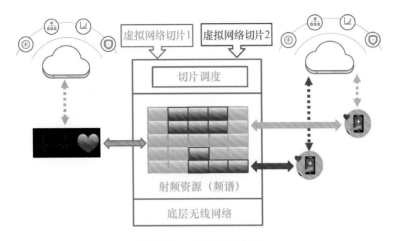

图 4-8　频谱切割策略

（2）对网络基础设施进行切割，得到虚拟基础设施。如图 4-9 所示。MNO1 有许可频谱和网络设施，覆盖了区域 1；MNO2 也有许可频谱和网络设施，覆盖了区域 2；而移动虚拟运营商仅有许可频谱，没有覆盖任何基础设施。MNO1、MNO2 和 MVNO 想要覆盖包含区域 1 和区域 2 在内的所有区域。因此，对区域 1，MNO1 虚拟化基础设施并切割为两个虚拟基础设施切片，分配给 MNO2 和 MVNO；对区域 2，MNO2 虚拟化基础设施并切割为两个虚拟基础设施切片，分配给 MNO1 和 MVNO。MNO1、MNO2 和 MVNO 通过无线虚拟控制器来控制各个虚拟基础设施以实现虚拟资源的分配调度。

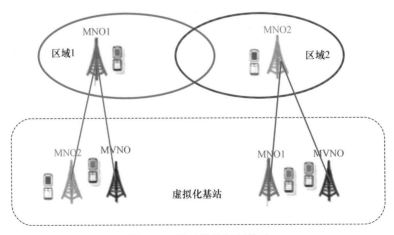

图 4-9　基础设施切割策略

无线虚拟控制器用于虚拟资源切片的管理，MNO 使用控制器创建虚拟切片并将虚拟切片嵌入无线物理底层网络中，医疗服务提供商则使用控制器定制端到端的服务，如调度和转发。在移动医疗网络虚拟化中，无线虚拟控制器起到了重要的作用，无线虚拟控制器保证了用于医疗服务的虚拟切片等资源的优先调度与分配。

4.2　移动医疗虚拟网络架构中的关键技术研究

根据移动医疗业务的不同类型以及应用场景，移动医疗网络包含了远程诊断、远程手术、健康教育、远程咨询、远程监护、电子健康档案访问、健康研究等多种实时与非实时，不同服务质量需求的移动医疗业务，如图 4-10 所示。

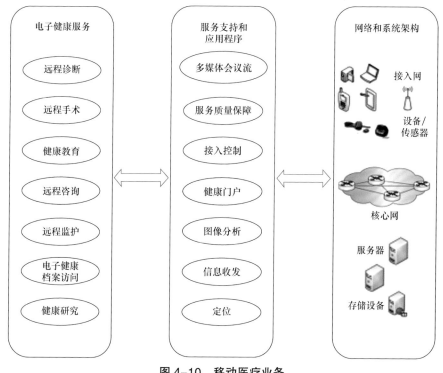

图 4-10　移动医疗业务

对于不同移动医疗业务按照服务质量需求分类，如表 4-1 所示。

表 4-1　不同移动医疗业务的服务质量需求

业务类型	应用举例	多媒体类型	服务质量需求	
			时延	丢包率
实时会话类远程咨询	病人与医生或医生与医生之间语音对话	语音	单向 <150 ms	<1%
实时基于视频会话类远程咨询	病人与医生或医生与医生之间视频会议	视频	单向 <250 ms	<1%
实时机器服务	远程手术或远程超声波	机器控制数据、语音、视频	双向 <300 ms	0，可能容忍不超过 0.5%
实时远程监护	紧急情况下患者重要病症数据和视频流传输	医疗传感器采集的生物医疗数据	取决于采用的医疗传感器，例如单向心电数据传输 <300 ms	0
非实时远程监护	院后家庭监护的患者重要病症数据传输	医疗和环境传感器采集的生物医疗数据		0
实时远程诊断	紧急情况下将医疗图像传输到远端进行医疗诊断反馈	图像、文字、数据	取决于图像大小	0
非实时远程诊断	非紧急情况下将医疗图像传输到远端进行医疗诊断反馈	图像、文字、数据		0
实时电子健康档案访问	紧急情况下访问患者电子健康档案	图表、文字、图像、数据		0
非实时电子健康档案访问	非紧急情况下（例如患者或医生等基于 Web 应用）在检查病人时访问患者电子健康档案	图表、文字、图像、数据		0
实时消息	发给医疗相关用户的警报信息	文字、小型图片、数据		0
非实时消息	自动提醒信息（提醒检查、吃药等）	文字、小型图片、数据	10 s	0
会话类健康研究和健康教育	携带会话类语音和视频功能的健康研究和健康教育应用	视频、语音	语音单向 <150 ms 视频单向 <250 ms	语音 <3% 视频 <1%

续表

业务类型	应用举例	多媒体类型	服务质量需求	
			时延	丢包率
交互式健康研究和健康教育	交互式手术仿真，远程医疗工具控制等	数据、图像	双向 <300 ms	<1%
基于数据流的健康研究和健康教育	流媒体有关的健康教育应用	视频、语音、数据	语音和视频初始化时延 <10s	语音 <1% 视频 <2%
医疗健康数据交互	提供健康数据的网站		网站浏览 <2s/ 每页	0
非交互式医疗信息检索	诊断图像或手册应用			0
管理和费用应用	患者预约、排号、收费、账单管理	文字		0

　　为了将移动医疗业务的服务质量需求对应到现有的无线网络服务质量管理体制中，根据不同的服务质量需求，对应的服务质量标度值（QoS Class Identifier, QCI）的划分如表 4-2 所示。

表 4–2　不同移动医疗业务的 QCI 划分

QCI	优先级等级	移动医疗业务类型	应用举例
1	2	实时会话类远程咨询	病人与医生或医生与医生之间语音对话
2	2	实时基于视频会话类远程咨询	病人与医生或医生与医生之间视频会议
	4	会话类健康研究和健康教育	携带会话类语音和视频功能的健康研究和健康教育应用
3	2	实时电子健康档案访问	紧急情况下访问患者电子健康记录
		实时远程诊断	紧急情况下将医疗图像传输到远端进行医疗诊断反馈
	1	实时机器服务	远程手术或远程超声波
4	1	实时远程监护	紧急情况下患者重要病症数据和视频流传输
		非实时远程监护	在常规检查中的患者重要病症数据传输
	5	基于数据流的健康研究和健康教育	流媒体有关的健康教育应用

153

续表

QCI	优先级等级	移动医疗业务类型	应用举例
5	2	实时电子健康档案访问	紧急情况下访问患者电子健康档案
		实时远程诊断	紧急情况下将医疗图像传输到远端进行医疗诊断反馈
	1	实时消息	发给医疗相关用户的警报信息
6	6	非实时远程诊断	非紧急情况下将医疗图像传输到远端进行医疗诊断反馈
		非实时电子健康档案访问	非紧急情况下（例如患者或医生等基于Web应用）访问患者电子健康档案
		非实时消息	自动提醒信息（提醒检查、吃药等）
7	7	交互式健康研究和健康教育	交互式手术仿真，远程医疗工具控制等
8	8	非实时远程监护	院后家庭监护的患者重要病症数据传输
		医疗健康数据交互	提供医疗数据的网站
9	9	非交互式医疗信息检索	诊断图像或手册应用
		管理和费用应用	患者预约、排号、收费、账单管理

4.3　移动医疗网络所面临的大数据挑战

近年来，移动医疗技术的快速发展成为通信和传统医疗行业新的发展动力。与传统医疗行业相比，移动医疗技术具有以下优势：

（1）便携式。移动医疗技术改变了传统医疗行业的固定场所、固定时间所带来的不利因素，使之具有移动性和便携性等特点。移动医疗技术的便携性让医疗成为用户日常生活的一部分，排除了传统医学的死角，实现了如院外实时监护、长期术后追踪、慢性病早期实时预警等功能。

（2）可穿戴。应用于移动医疗技术的终端设备一般被设计成可穿戴便携式设备，例如内衣、腕带、腰带等，这些终端设备的应用实现了无创式数据采集，实现了用户使用过程中的"无察觉感知"。

（3）多参数采集。移动医疗技术利用各种传感器采集多种参数，传感器也在不断地向着小型化和低功耗改进，以更好地实现用户需求，常见的传感器有光学、生物电、压力、位置、湿度、温度、加速度等。

（4）友好的人机交互。在用户使用过程中，友好便捷的移动医疗技术可以大大增加用户体验，在能获得专业数据指标的同时，友好的人机交互是移动医疗成功推广的关键之一。

综上所述，移动医疗技术可以显著提高传统医疗行业的效率，同时填补传统医疗行业无法触及的死角，移动医疗技术的应用可以优化诊断方案，改变未来人们的健康监护方式。移动医疗技术也是大数据理论在现代医学方面的重要应用，也将丰富医疗大数据的内容[11]。

但是，在医疗大数据真正发挥作用并惠及民众之前，移动医疗技术面临的挑战之一是移动医疗终端的数据处理能力。移动医疗终端的工作分为两部分，一部分要实现准确实时的数据特征采集、异常预警等，以满足实际需要；另一部分终端又要在系统资源十分有限的情况下能够稳定、低耗、精准地工作。移动医疗终端的数据处理能力是移动医疗技术需要解决的核心问题。

（1）移动医疗终端采用的是嵌入式系统，可用资源受限。主要资源分为三类：① 终端计算资源，终端大都采用嵌入式低功耗芯片，这使得终端可用存储和计算能力有限，因而难以实现较复杂的算法进行数据分析；② 无线通信带宽，终端一般通过移动通信网络进行数据传输（如 4G、5G、GPRS），这难以实现较大数据量和数据长时间的稳定传输；③ 终端可用能源，终端通过电池供电，其本身结构使得一旦电池电量耗尽，终端便停止工作，而无法做到数据的全天候采集，可能错过患者的最佳救治时间而产生严重后果，终端功耗一旦过高则降低其续航能力，大大降低了实用性。

（2）移动医疗终端本身需要承担较大的数据处理任务。在实际应用中，终端需要承担部分的数据处理与分析任务，从而能够筛选出关键数据和有用的信息与相应云平台进行交互，减少数据传输量和云端处理工作，而数据的处理与分析工作一般较复杂，会占用较大的资源。

移动医疗涉及的业务种类繁多，不同的业务对于实时性、带宽、丢包率等具有不一样的需求。在传统医疗中影像资料是重要的诊断依据，而在移动医疗，可以增加视频、语音等多种方式为远程医疗服务，在远程会诊、远程急救等应用中，身处远端的医务人员需要获得尽量多的患者的数据和信息，判断患者病情。这就需要大量的医疗多媒体数据流的交互和传输，这些数据流包括实时监护数据流、图像传输流、诊断级的视频流等，它们对无线通信网络中的资源调度、带宽分配等方面提出了极高的要求，如表 4-3 所示。

表 4-3 移动医疗典型业务的服务质量需求

多媒体数据流	描述	实时性	比特率	丢包率
系统流	会话建立、拆除，鼠标移动，同步	无	忽略	10^{-6}
音频会议流	双工，G.72X 音频	有	10~28 kbps	10^{-2}
诊断级的语音流	单工，CD 音质，立体声	有	32~768 kbps	10^{-3}
视频会议流	双向，H.261 视频	有	64 kbps~1.92 Mbps	10^{-3}
诊断级的视频流	单工，MPGE.2 视频	有	3~15 Mbps	10^{-3}
图像传输流	用于咨询、讨论的实时高清图像	无	6 Mbps	10^{-6}
实时监护数据流	对心脏、血氧、血压、体温等的实时监测	有	1 kbps~1 Mbps	10^{-6}

移动医疗中的"移动"这一基本技术特性，决定了它在绝大多数的实际应用中，其用户都是和普通移动网络用户同时共用相同的无线网络。传统医疗数据的传输大都是经过有线内网、专网传输，其网络带宽是完全独占的，这确保了传统医疗数据传输的可靠性和安全性。移动医疗在数据传输时面对复杂而拥堵的移动网络时，将不可避免地因多种业务的存在而迟滞。

在急救现场、医院等经典移动医疗环境中，移动医疗用户使用无线网络的同时，普通用户可能在进行视频播放、网页浏览、网络语音电话业务等，从而占用了一定的带宽，这些容易造成网络的拥塞。相比移动医疗用户，普通用户的移动数据重要性较低，对于网络拥塞的敏感度较低。特别是对于紧急医疗用户，如心脑血管疾病发作的用户或急救现场，必须降低普通用户的服务质量来满足治疗和诊断的"黄金时间"，如图 4-11 所示。

就目前的移动网络基站（以 LTE-A 标准为例）来说，出于对用户公平性以及 3GPP 标准的实现等因素的考虑，实际运行的基站难以分辨是移动医疗用户还是普通用户，在进行 MAC 层的调度时难以区别对待，仅仅能按 3GPP 标准中的服务质量等级对全部用户提供服务，而且移动医疗业务是采用 TCP 协议进行数据传输，在复杂的无线传输环境中，基站资源的调度直接影响 TCP 拥塞控制的性能，故不能使用传统的基于有线网络设计的 TCP 拥塞控制机制

（例如 TCP-Reno 等）。

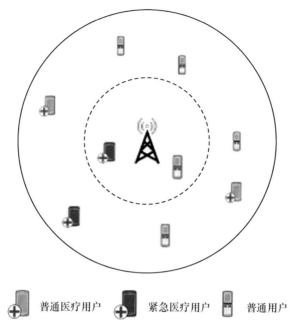

图 4-11 移动医疗应用在无线环境下的典型场景

综上所述，在无线网络拥塞的环境下进行资源分配及合理调度，在确保移动医疗业务的稳定性、实时性、可靠性等的同时，确保普通用户和移动医疗用户之间的公平问题成为了实现移动医疗大数据应用的一个突出问题[12]。

4.4 移动医疗物联网推进策略

目前，国际上移动医疗物联网推进的方式有两种，一种是以美国为代表的市场推进加国家鼓励的方法，市场推进是以企业和产业联盟推出产品为牵引，国家利用资金鼓励使用标准化产品的方法；另一种是以澳大利亚为代表的国家统一规划，企业辅助实施的方法。两者各有利弊，前者对标准化实施影响很大，为高效率的信息处理埋藏隐患；后者不利于调动企业的积极性，难以挖掘市场潜力。

鉴于国际医疗物联网的发展情况，我国应该走政府鼓励与市场引导相结合的道路，推广医疗物联网的发展，并据此占领该行业在国际上的领先地位。总体上讲，国外医疗物联网还处于起步阶段，而我国的医疗物联网正处于高速发展阶段。但是，由于小企业更关注短期利益，因此出现了医疗物联网整个系统的各个部门间互不相连，因此，急需国家出台政策统一标准，以扶持关键技术开发、系统应用和标准化规范等工作。

从战略层面上讲，医疗物联网企业未来的主导能力决定于其在标准制定中扮演的角色。医疗物联网技术行业标准尚未形成，制定并推广行业标准化是我们发展的重中之重。

4.4.1　院前急救系统

院前急救是指对疾病突发患者处于院内运送时的紧急处置。在传统院前急救中，救护车上的医务人员将患者的体温、血压、心电图等信息传送到医院急救中心，以便院内医务人员对院前急救医务人员进行现场抢救治疗时的指导，并在到达医院之前，通过移动终端实时录入患者的基本信息、医嘱（例如：输液、注射、药疗、治疗等）等，可以大大缩短病人在急诊室的停留时间。院前信息交互，大大提高了急救水平，并缓解了患者在急救过程中的治疗脱节问题，从而提高了抢救的成功率、减少了致残率。

目前，院前急救的信息有患者的心电图、呼吸、血压、血氧饱和度等生理参数。急救车上还配备有全球定位系统，医院可以准确判断其位置，并估算到达时间。

院前急救有两种不同的模式，一种是"英美模式"，强调"将病人带往医院"；另一种是"法德模式"，强调"将医院带给病人"。我国总结出了"上海模式""广州模式""苏州模式""重庆模式"等，是各城市总结本地院前急救服务体系的实践经验，从经验中抽象出具有本地特色的"标准模式"[14]，这种模式可反过来指导本地院前急救服务的开展，也可供其他地区学习和借鉴[15]。

院前急救信息的交互与移动通信网络的传输能力相关，应用 4G 和 5G 网络，结合 VPN 技术，将院前急救系统与医院急救中心和 120 急救中心相连接，患者的基本信息、救治过程等通过网络传送到医院急救中心和 120 急救中心的信息系统中。

不同的院前急救服务模式反映不同的救护理念。实际上，服务模式也是围绕急救目的建立的。一般院前急救分为如下阶段：

（1）现场院前急救。紧急情况下尤其是突发灾难性事故时，抢救人员应具有较高素质。例如，火灾现场中高素质的消防员可以首先接触患者，消防人员便成为在急救现场为患者提供急救医疗服务的重要部分。因此，在"英美模式"的国家和地区，消防人员承担了现场急救的职责。国家对消防人员进行基本的生命支持技能培训，以达到紧急医疗救护员初级（Emergency Medical Technician-Basic, EMT-B）和紧急医疗救护员中级（Emergency Medical Technician-Intermediate, EMT-I）的水平，并选取倾向于从事院前急救的消防人员进行高级生命支持技能培训，以达到紧急医疗救护员高级（Emergency Medical Technician-Paramedic, EMT-P）的水平[13]。

（2）院前与院内衔接。现场急救人员与指挥调度人员、急诊医生、护士保持紧密联系，同时急诊医生可按照现场急救人员提供的相关信息和数据，对现场急救人员进行必要的指导并进行提前准备。院前急救人员按照调度人员的指挥，将病人转送到最合适的医院，院前与院内的衔接点一般是医院的急诊科[14]。

（3）院间急救目标。一切急救医疗活动理论上是从急诊科开始的，因此发挥急诊医学（Emergency Medicine，EM）部门和专科的作用，由专业的急诊科医生对患者进行评价和治疗，包括外科病人与非外科病人，依靠信息沟通，尽量避免转送医院或者转送科室的事件发生。

（4）急救培训。通过院前急救的案例分析发现，中毒、分娩、心脑血管疾病、创伤等是院前急救的主要对象，现场急救的主要目的是保持伤病患者的基本生命体征，需要的是基本生命支持、高级生命支持等相应的技术操作，而药物治疗的情况相对较少。故在培训院前急救人员时主要针对技能操作，急救人员按照医护人员的在线指导或相应操作手册的规定进行现场救治。

国内各城市在长期的急救实践中，建立了多种院前急救模式，具体如下：

（1）独立型模式。急救中心分为院内急救和院前急救两部分，急救医护人员轮流担任院内和院前的急救工作，其中部分病人在院前急救后转至中心监护室进行进一步治疗，而大多数病人则转送到其他医院。

（2）院前型模式。急救网络分为急救中心、分中心和急救站三个层次，其中急救中心没有设置院内急救机构，但是有专业的院前急救医护人员；急救站则一般设置在医院附近或者医院内部。院前急救统一由急救中心指挥调度，以实现就近出诊，合理安排分流转运，保证急救时效和质量，同时也可以兼顾患者和亲属的个人意愿。急救机构不建设专属医院，不增设床位，可以避免和医院产生矛盾。

（3）依托型模式。附属于综合医院，通过院前急救、120报警中心、急诊科、病区专科治疗和服务部共同组成绿色通道。在救护车接送患者的同时，服务部和急诊科同时做好抢救准备工作，在患者到达时，服务部陪同检查、治疗和手术过程，保证绿色通道的畅通。

（4）行政型模式。由急救中心全权负责指挥调度全市的急救工作，各大医院急诊科成为急救站，负责各区域的院前急救工作。急救中心与各个医院并无行政方面的隶属关系，但是急救中心具有全市各医院的院外急救的指挥调度权。

（5）联动型模式。110、119、120和122指挥调度联动，一是可以缩短各个部门之间的急救反应时间；二是可以在紧急情况下获取多方面技术及装备的支持以及可以在危险或者特殊地域实现特殊的施救支持；三是可以减少通信系统方面的重复投资。

国外对于院前急救在组织方式上并未形成一定的模式。多数国家和地区，其急救指挥调度机构的设置是独立的，急救的实施单位一般设立在消防队，非急救的院外医疗服务大都由各种社会组织承办。

4.4.2　医院内部管理系统

医院内部管理系统主要是利用射频识别技术对医院的病患、医疗设备、物料、用血情况等目标对象进行管理。典型的内部管理系统包括病患管理、医疗设备管理、用血安全管理、器械包追溯管理等。

1. 病患管理

病患管理主要通过为住院患者分配RFID标签、条码等方式，标识并记录患者的姓名、性别、年龄、药物过敏史等信息，方便医务人员对患者身份进行确认。

患者入院后佩戴具有标识功能的腕表，作为患者身份的标识。患者用药单的条码均与患者腕表上的身份标识码信息相关联。医务人员在为患者进行治疗护理时，通过手持终端扫描患者手上的腕表进行患者身份识别与确认；此外病患管理还可以对患者出入病房以及患者缴费情况进行管理。病患管理为医院统一管理提供数据支持，医院可方便地对住院患者、出院患者、全科在院患者进行统计。

此外，病患管理对象还包括婴儿，针对盗窃或抱错婴儿事件高发的问题，婴儿防盗系统可以在腕表被剪断或腕表信号出现在出口时进行报警，避免婴儿被盗或抱错。

2. 医疗设备管理

在典型的医院环境中，存在着种类极多的医疗设备，现阶段，很多医院由于没有有效的设备管理方式，导致设备在不同的科室之间流动，无法确认设备的具体位置。

采用射频识别技术对医疗设备进行管理能很好地解决上述问题。通过构建在无线网络之上的条码和 RFID 标签，医院可以对资产进行更有效的管理。在这些条码或标签上，可以存储医疗设备的位置信息，以及设备使用、维护、维修、巡检的相关记录，预防由于不确定因素导致原设备档案损坏和遗失造成的设备信息资料丢失，避免对设备巡检和维护工作的疏漏。

3. 用血安全管理

传统的用血安全管理在血液出入库环节费时、费力，使用前还需要人工进行信息核对，容易出现差错。采用 RFID 技术为每袋血液提供唯一的身份，并为其存入相应的信息，这些信息与后台数据库相连，因此，血液在采血点、血库调动点，或使用医院时，都能受到全程监控。无须精确定位就能大批量地对数据进行实时采集、传递、核对与更新，加快了血液的出入库识别，还避免了人工核对时常出现的差错；采血环节，凡终身不能献血者将被系统自动识别，拒绝其献血，有效控制受血者因输血而感染疾病。

4. 器械包追溯管理

手术器械的管理是保证手术顺利进行的重要环节，手术器械管理的好坏直接影响着手术的质量和效果。每次术后，供应室将手术使用过的手术器械进行收集、清洗、分类包装，经过严格的灭菌消毒后再供给新的手术来使用。在整个流程中，由于缺乏一定的监控管理，常有手术器械包超过了消毒有效期、器械消毒不合格导致不合格器械进入手术室造成交叉感染的事故发生。同时也存在着消毒费用过高、事故相关单位无法界定责任、劳动强度过大等问题，给医院的实际经营管理工作带来了一定的难度。

器械包追溯管理系统最大限度地控制和消除了器械包的安全隐患，也明确了各个环节的工作人员的责任并对相关信息进行记录，便于在有感染事故出现后进行追溯。器械包追溯管理系统使用了先进的条码与 RFID 标签，给每个手术包佩戴一个 RFID 标签或条码，来采集和存储手术包流程的属性信息，包括手术包类型、手术器械的编号、种类、数量、包装日期、包装人员的编号、消毒日期等。系统通过读取这些信息对器械包进行清洗、消毒、回收、分类包装以及发放，同时进行记录，并对器械包的使用、存放、清洗、消毒等进行监控，在最大的控制能力下，确保消除器械包的安全隐患，也确保了各个环节工作人员对于器械包的安全责任的记录，便于事故发生后的追溯和责任界定 [15]。

5. 移动查房

大部分医院的信息化系统都是基于有线网络的，信息的传递终止于有线网络的工作站终端，信息化无法真正传递到临床，因此传统的医生查房需要医生手持打印的纸质病历，或在办公室工作站上事先调阅病历，并记忆分管病人的主要病史、生理参数，待查房时，随身携带纸质病历或凭记忆呈现病人情况，这样的查房方式不仅需要经常打印纸质病历造成浪费，还容易造成记忆不全甚至错误情况的发生，医生查房效率低下。

移动查房是移动医疗的典型业务，在医院现有影像归档与通信系统（Picture Archiving and Communication System, PACS）、医院信息系统（Hospital Information System, HIS）、电子病历（Electronic Medical Record, EMR）等的基础上，通过手持终端实现医护人员的护理工作量统计、床旁患者信息查询、生命体征录入、条码扫描、跟踪医嘱全程等功能。

医护人员可通过医生 / 护士工作站查看患者的基本信息，包括患者的姓名、性别、年龄、住院号、临床科室、入科时间、床号、诊断情况、主治医生、疾病状态、饮食情况、护理级别、体重、身高、手术时间、过敏史、费用等基本信息。

医生可根据查房情况，及时将信息录入手持终端，医生可通过终端访问 HIS，调取病人的电子病历，包括各种影像学检查、磁共振成像、电子计算机断层扫描、X光片、病理报告、B超报告、检验单等临床信息，根据病情变化当即开出检验、检查、治疗和其他医嘱。医生下达医嘱后，信息自动转移到护士的手持终端上，护士的手持终端提示有新医嘱并提醒护士读取，记录医嘱的执行人和实际执行时间等重要信息；此外还能够根据医嘱执行频率拆分医嘱，记录每条医嘱的执行人以及执行时间，实现医嘱实际执行的全过程跟踪，提高医护质量。

手持终端还具有查房提醒功能，在预设的查房时间到达前，告警提示医护人员安排查房，避免因为漏查或晚查带来的医疗差错，避免医患纠纷的发生。

移动查房可帮助医护人员尽可能地减少医嘱执行过程中可能产生的医疗差错，确保病人能够在正确的时间得到正确及时的治疗，有效提高医护人员的工作效率。移动查房也有助于居民健康档案库和电子病历库的建立，推动区域公共卫生信息化。

6. 移动护理

传统的护理需要护士定期和不定期地对患者进行护理，并手动记录患者的诊疗情况，如生理参数、观察到的病情等，效率较低且易出现差错。

移动护理需要病人佩戴具有标识功能的腕表，护士携带手持终端，在病床旁，护士可对病人腕表上的条码扫描后，手持终端即出现了病人的所有医嘱信息，护士将医嘱执行情况和病人的体征等情况，逐项记录在数据库中。

护士将患者检测的结果、执行的操作、观察到的病情、治疗和护理等数据实时录入手持终端，保存后信息直接呈现于医生工作站，同时也将采集的时间和采集人等相关信息记录下来，实现护理信息的电子化，患者生命体征也可以被打印出来供医生参考，减少护士手动记录患者生命体征和描点画图等烦琐工作，提高了工作效率。

针对特殊时间的治疗与护理，可设置护理提醒，能够自动提示患者生理参数的采集时间。此外，移动护理应用还包括对护理的管理，当护理管理者进行质量检查时，发现问题，可利用手持终端即时上传到护理部，并自动汇总个人、病区、全院合格率。

移动护理改善了传统护理在时间和空间上的局限性，达到所有信息在整个护理过程中的共享，有效整合医疗护理资源，提高护理工作的实时性、灵活性，同时能够完整地执行护理的整个周期，使护理质量的监控和护理工作量的量化成为可能，有助于提高医院整体的护理水平。

7. 移动输液

传统输液需要经过审核配药、开始输液、输液换瓶、结束输液等过程，需要护士仔细核对病人和药品的信息，输液过程还需要病人自我观测或看护人员床旁监测，病人求助时呼叫困难。因此传统输液工作量大，业务烦琐，一旦出现差错，可能危及病人的生命安全。

移动输液业务中，护士手持具有扫描功能的终端扫描患者注射单上的标识码，并对患者手腕的条码进行扫描，确保输液药品与患者信息的正确匹配。此外，输液结束前，如果还有药液未输完，手持终端扫描患者条码时会提醒护士输液未完，这样可避免少输、漏输的情况发生。

目前，大多数城市医院都配备了较好的无线局域网和 RFID 标签系统，医院管理类应用主要是对医院的病患、医疗设备、物料、用血等目标对象进行管理。医生利用手持终端可以得到在办公室工作站上的信息，包括阅读病人的主要病史、生理参数。在患者信息管理方面，医护人员可通过医生 / 护士工作站查看患者的基本信息，包括患者的姓名、性别、年龄、住院号、临床科室、入科时间、床号、诊断情况、主治医生、疾病状态、饮食情况、护理级别、体重、身高、手术时间、过敏史、费用等基本信息。

医院管理类应用需要的终端设备包括护士移动设备（如 PDA）、病人佩戴设备、条码扫描设备、自动流程记录仪器等。通过信息整合改善了传统护理在时间和空间上的局限，达到所有信息在整个护理过程中的共享，有效整合整个医疗护理资源，提高护理工作的实时性、灵活性，同时能够完整地闭合护理的生命周期，使护理质量监控和护理工作量的量化成为可能，有助于提高医院整体的护理水平。

此外，一些远程手术也需要移动医疗物联网，例如：远程手术观摩。远程手术系统可实时指导远程医疗机构的手术，或接受远程医疗机构的手术指导，通过将手术现场的高清晰度照片、视频、语音等传输到远程医疗室或远程专家会诊室，实现远程手术的指导和控制。远程手术应用可以实现优质医疗资源的共享。

随着通信与信息技术的迅猛发展，各种新技术层出不穷，针对远程医疗的应用，各研究机构试图用新的技术手段进行尝试，以突破旧技术导致的发展瓶颈[15]。远程医疗的应用领域在不断拓展，向社区及家庭渗透，惠及每个老百姓，更好地解决了看病难的问题。

4.4.3　慢性病管理系统

根据人口健康的特点，国家提出了五大优先主题，其中针对心脑血管、肿瘤等重大非传染疾病防治，提出"重点研究开发心脑血管、肿瘤等重大疾病早期预警和诊断、疾病危险因素早期干预等关键技术，研究规范化、个性化和综合治疗关键技术与方案"；针对城乡社区常见多发病防治，提出"重点研究开发常见病和多发病的监控、预防、诊疗和康复技术，小型诊疗和移动式医疗服务装备，远程诊疗和技术服务系统"[16]。明确将面向疾病预防和新型医疗诊疗设备的医疗信息化建设列为国家中长期科学和技术发展规划的重点。

由于慢性病患者需要频繁进入医院复查和拿药，是医院拥挤的主要因素之一。医疗物联网可以有效缓解该难题，远程医疗监护的服务对象可以是慢性病患者、妇幼、老年人、残疾人、精神病人等特殊人群，也可以是急重症患者（尤其是心脑血管病患者），通过远程医疗监护可及时监测到急重症患者发病前的指标异常，预警并通知医院及时救治，降低伤残率。目前这一应用主要是对心脏病人的监护，患者随身携带专门的无线终端设备，这些设备可以不间断地将心电图数据和其他生理参数实时发送到医院的监测中心，监测中心 24 小时监控和分析这些数据，在发现异常时立即联络患者或其家属，使患者得到及时的救治。

（1）慢性病一般来说是终身性疾病，其病情较复杂且患病率高，具有治愈率低、控制率低、知晓率低、并发症发病率高、致残率高、病死率高且个体化的特点，是需要长期甚至终身治疗的疾病，这类疾病的患者对医疗服务的需求较大。随着慢性病患者的逐渐增加和人们对慢性病危害认识的不断加深，逐渐催生了对慢性病远程监护的需求。

（2）慢性病远程监护可利用医疗物联网，实现对居家的慢性病患者的远程监护和管理，监护设备将传统医疗检测设备和通信技术结合起来，实时监测患者的血压、心电、脉搏、呼吸、体温等生理参数，并将监测结果上传至医院监护中心。

（3）医院监护中心对终端设备上传的数据进行分析，根据各项生命体征

165

指标是否异常，向患者推送个人健康预警、反馈诊断结果和处方建议，并通知预定联系人或直接组织医疗队伍进行入户救治。医院监护中心的医务人员定期回访服务，也可根据用户的具体请求，提供专业化的医疗护理指导建议，为远端用户提供保健、预防、监测、呼救于一体的远程医疗与健康管理服务。

（4）慢性病远程监护能够提高对慢性病患者的护理水平，降低卫生保健成本；能够提高对慢性病的防治，在一定程度上缓解看病难和医院资源紧张等问题，减少医疗费用；此外，远程监护克服了距离的障碍，避免了患者（尤其是行动不便的患者）频繁去看专科医生的不便，切实为慢性病患者提供舒适便捷的就医服务。

4.4.4　老龄健康服务系统

针对老年人的老龄健康服务系统也是医疗物联网推进的一个方面，我国逐渐进入老龄化社会，使得我国居家养老面临严峻形势，我们特别需要借助技术和服务手段，来支持对老年人的远程看护，延长老年人独立居家生活的时间，提升其生活质量。

老年人远程监护主要面向老年人，运用远程监护技术对老年人的重要生理参数进行监测，并对老年人的居家行动进行监控，能够在老年人病情严重时或发生意外时提供及时有效的紧急救助，如图 4-12 所示。

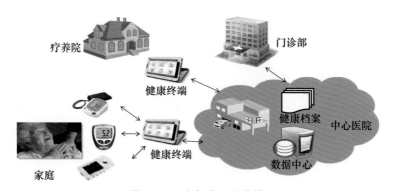

图 4-12　老年人远程监护

4.4.5　远程紧急医疗救治系统

远程医疗应用交互方式和远程通信技术进行远距离医疗服务[17]，是现代医学、计算机技术和通信技术紧密结合产生的新型的医疗服务模式。目前远程医疗的应用包括以检查诊断为目的的远程医疗诊断系统、以远程手术指导和控制为目的的远程手术系统、以咨询会诊为目的的远程医疗会诊系统、以教学培训为目的的远程医疗教育系统、以灾难应急救治为目的的远程应急医疗救援系统、以传染病和突发公共卫生事件监测为目的的远程卫生管理系统、以生理参数监测和健康监护为目的远程医疗监护系统等。

1. 远程会诊

传统的会诊需要病患携带心电图、X线、CT、MIR、超声等影像资料前往各医院相关科室，与专家进行面对面的诊疗，对于经济不发达地区或偏远地区的患者来说，极为不方便。在特殊情况下，患者在不同医院间转诊时还需要进行重复检查，造成昂贵的医疗费用。

远程会诊在医生和患者之间建立起新的联系。通过信息技术将病人的病例资料传送至医院，医院的专家通过医学影像和检测报告，进行实时同步的远程会诊或非实时远程会诊，与异地的患者以及医生还可以通过视频进行会诊，进一步明确诊断，指导治疗方案。

借助远程会诊，医院可将自己的门诊和病房开设到网络覆盖的任何地方，医生本人无须前往该地，也可请外地专家在医院开设远程专家门诊或特种医疗病房；可以接受外地或国外医疗机构提出的远程医疗会诊申请，也可请外地或国外专家为本院会诊，患者在原医院即可接受外地专家的会诊并在其指导下进行治疗和护理。基于医疗物联网的远程会诊使得医生和患者能够及时接入会诊系统，摆脱地理位置对患者和医生的限制，实现随时随地的会诊。

远程会诊实现了医学资源、专家资源和设备资源的共享，节约了医生和患者的时间成本，提高了医疗水平，尤其对缩小城乡差异，提高边远地区医疗水平具有重要作用。

2. 远程手术

远程手术具体可包括：① 远程手术指导，经验丰富的专家是稀缺的医疗资源，借助远程手术，专家能够清晰地看到手术细节和手术室全景，可以对前端手术室医护人员进行远程手术指导，并能与手术室人员进行实时对话；② 远程手术观摩，远程会诊室、专家办公室、示教中心和其他医疗机构等在经过授权后可通过远程手术系统进行远程手术实时观摩，与此同时会诊室和示教中心

167

可就手术具体情况实现实时讨论，并通过与手术室医护人员的通话来了解手术室的实时状况；③ 远程手术示教，授课专家对基层医护人员进行远程培训，通过语音、视频交流，实现"零距离"地沟通。此外，远程手术还可以辅助医院手术管理，如医院领导可以在线监督多个手术室的手术进展。

无线医疗物联网的引入，一方面可以使手术现场的医疗设备实现无线化，减少遍布的线缆对手术现场医务人员带来的干扰；另一方面，可以通过在手术现场布置传感器，将手术现场的更多信息传递至远端，从而使手术现场在远端更为真实全面地展现，提高手术观摩的效果；此外，对于观摩人员，可以通过医务人员专用的移动终端（如 PDA），摆脱地理位置和移动带来的限制，实现随时随地的手术观摩，提高远程手术的灵活性和便捷性。

3. 远程紧急救治

远程紧急救治能够在事故现场或个人健康状况告急时，提供快速及时的医疗救助。

远程紧急救治通过急救车内外的摄像头，将事故现场或急救患者的个人健康状况通过网络上传至急救指挥中心，和救治医院急诊中心，同时将急救患者的生命体征（包括心电、血压、血氧饱和度、呼吸、脉搏、体温等）实时传送至急救指挥中心和医院急诊中心，进行医疗资源调度。如果需要，远程紧急救治还可以发起在线的紧急救援病例讨论和治疗指导。此外，通过定位功能可以查找到最近的急救车并进行调度，如图 4-13 所示。

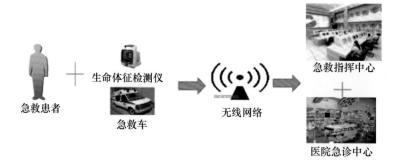

急救患者　＋　生命体征检测仪　　　无线网络　　　急救指挥中心

急救车　　　　　　　　　　　　　　　　　医院急诊中心

图 4-13　远程紧急救治应用示例图

4. 远程医疗监护

远程医疗监护的服务对象可以是慢性病患者、妇幼、老年人、残疾人、精神病人等特殊人群，也可以是急重症患者（尤其是心脑血管疾病患者），通过远程医疗监护可及时监测到急重症患者发作前的指标异常，及时发现急重病先兆，预警并通知医院及时救治，降低伤残率。在美国，已经有一些心脏病患者随身携带了专门的无线终端设备，这些设备可以不间断地将心电图数据和其他生理参数实时发送到医院的监护中心。监护中心24小时监测和分析这些数据，在发现异常时立即联络患者或其家属，使患者得到最及时的救治。

4.4.6 可穿戴式健康系统

在压力越来越大的现代社会，人们往往顾此失彼，健康状况普遍不佳。由于缺乏必要的技术手段，人们往往无法随时获知自己身体状况的相关数据，不知不觉患上疾病。从现有的预防手段看，人们预防疾病的措施主要是合理膳食、规律生活和适当娱乐等基本方式，更高层次的实时监测血压、心率等方式还存在一定困难。

移动健康监测的主要对象是处于健康或亚健康的用户。用户通过随身佩戴监测设备获取体重、血压、脉搏、呼吸等生理参数，并通过移动终端上传至服务中心或专业医疗机构，服务中心或专业医疗机构可根据所获取的参数对目标用户身体状况进行评估，并制订符合个人健康状况的健康方案，给出健康建议，帮助制定个性化饮食、运动计划。

可穿戴设备正在兴起，体积小、成本低、功耗低、集成化无线连接的可穿戴设备，将越来越多地进入们的生活。由于医疗数据的严格性，当前可穿戴设备只能用作健康监护，它们对个人的生活、运动、生理参数进行跟踪并提供数据共享，例如，通过分析年长者的姿态与步伐，在他们可能摔倒之前发出警报；报告糖尿病患者的血糖水平；监测患者的心脏速率等。

设计可穿戴设备需要考虑的一个重要因素就是穿戴的舒适性，设备要轻便小巧，不妨碍使用者的日常工作和生活，如腕表、手机和指环等，或者是结合传感技术与纺织技术发展起来的电子织物，采用电子织物技术的服装，其外表和一般服装没有太大区别，但却可以检测人体的生理信号，并通过导电纤维将其传输到特定的接收装置中。电子织物中的传感器、执行器、电子元件和电源等的功能可以通过两种方法实现：一种是将传统的传感器集成到布料中，新的纺织技术，加速了这种方法制成的电子织物在电线连接、数据通信和供电等方面的应用；另一种是开发有机材料，即电活性聚合物（Electroactive Polymer, EAP）的装置，EAP 是一种因为作用于其上的电刺激而产生形状或尺寸变化的有机材料，这种特性可以用来制作传感器、电子元器件和电源等。

4.4.7　农村医疗服务系统

在支持农村医疗服务系统上，医疗物联网主要增加了移动支付功能。随着差别的不断缩小，医疗物联网的发展也将呈现出城乡一体化的趋势，农村医疗物联网的产业链协作模式如图 4-14 所示。

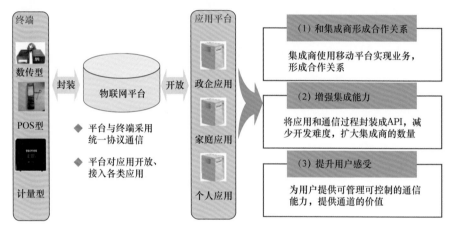

图 4-14　农村医疗物联网产业链协作模式

4.5　移动医疗物联网标准化及其推进建议

随着医疗物联网的不断发展，标准化已成为我们面临的最重要的任务之一。与其他行业不同，医疗物联网的标准化内容可分为两个方面：医疗服务模式标准化和通信数据标准化。

国际医疗标准化工作主要由世界卫生组织（World Health Organization, WHO）、国际标准化组织（International Standards Organization, ISO）、欧洲标准化委员会（European Committee for Standardization, CEN）、卫生信息交换标准（Health Level Seven, HL7）、医学数字影像和通信（Digital Imaging and Communication in Medicine, DICOM）标准等负责。WHO 的职责之一就是制定

170

与卫生相关的规范和标准，ISO/TC215 是制定健康信息领域标准化的技术委员会，主要负责健康信息和通信领域的标准化工作，以实现不同系统的兼容和互操作。CEN 健康信息学技术委员会（CEN/TC251）负责医疗方面的标准化工作，主要研究支持临床和管理程序的健康信息结构、支持互操作系统的技术方法及关于安全性、安全措施和质量方面的需求等。HL7 属于电子数据标准，主要是发展和整合各医疗信息系统间电子资料的交换标准，其长期目标是制定一种用于医疗机构电子数据交换的标准或协议。HL7 已广泛被国外医院和医疗机构所接受。另外 DICOM 标准主要对医院影像机器相关信息的交换进行规范，DICOM 标准简化了医学影像信息交换的流程，并推动了远程放射学系统、影像归档与通信系统的研究与发展。

我国卫生信息标准化工作由卫生部门统一管理和规划，将医疗信息标准分为四类：基础类标准、数据类标准、技术类标准和管理类标准，具体如图 4-15 所示。目前已制定了《卫生机构（组织）分类与代码》（WS 218—2020）（征求意见稿）、《卫生信息数据元标准化规则》（WS/T S03—2009）、《卫生信息数据模式描述指南》（WS/T 304—2009）等。

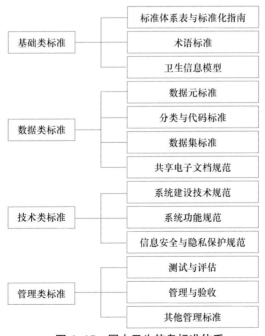

图 4-15　国内卫生信息标准体系

相对医疗信息化标准而言，国内外专门针对医疗物联网的标准化工作尚处于初始阶段。

欧洲电信标准组织（European Telecommunications Standards Institute, ETSI）成立的技术委员会将电子健康（eHealth）作为其重要的研究方向之一，ETSI 还成立了 eHealth 研究组，用来协调和组织对医疗物联网的研究。

IEEE 也制定了一系列感知层的标准在医疗物联网中得到了广泛的应用，WLAN 技术的标准化工作在 IEEE 802.11 工作组进行；其中 IEEE 802.11ah 标准主要为 WLAN 适用于物联网所做的技术优化。IEEE 802.15 专门从事无线个人局域网 WPAN 的标准化工作，和医疗直接相关的标准主要有三个：IEEE 802.15.4j、IEEE 802.15.4n 和 IEEE 802.15.6。IEEE 802.15.4j 标准是在美国 FCC 规定的 2 360 ～ 2 400 MHz 医用频段上定义满足医疗需求的新的物理层技术并对相应的 MAC 层进行增强。IEEE 802.15.4n 是新成立的标准化工作组，主要负责在国内医用频段 174 ～ 216 MHz、407 ～ 425 MHz 和 608 ～ 630 MHz 下定义低速的医疗体域网技术，IEEE 802.15.6 标准主要是对体域网技术进行研究，定义了一种低功耗、近距离的无线技术，该技术不但用于医疗物联网，还可以用在消费电子和个人娱乐设备等方面[21]。

国内关于智能医疗在通信领域的标准化工作主要由中国通信标准化协会泛在网技术工作委员会开展，目前在研或完成的项目有《泛在物联应用 医疗健康监测系统 业务场景及技术要求》《基于物联网的电子健康监测系统框架及技术要求》《无线体域网技术研究》《面向远程医疗和社区医疗的物联网架构和技术要求》等。

目前，我国医疗领域通信标准化工作还处于起步阶段，整体上缺乏相关规划，还有许多相应工作需要开展。

参 考 文 献

[1] 程勇，陈卫国. 医疗诊断专家系统的研究和应用 [J]. 医疗设备信息 ,2005,(12): 33-35, 51.

[2] 曾德高，鲁旭尉，曾彪. 基于路由交换技术的放疗网络改造 [J]. 医疗装备 ,2016,(23):

22-23.

[3] P. Shantharama, A. Thyagaturu, N. Karakoc, et al. LayBack: SDN Management of Multi-access Edge Computing (MEC) for Network Access Services and Radio Resource Sharing[J]. IEEE Access, 2018(6): 57545-57561.

[4] 何春荣 . 虚拟无线资源在异构网络中的应用研究 [D]. 南京：南京邮电大学 ,2017.

[5] 王信龙 . 基于 NFV 和 SDN 的移动互联网关键技术及其应用研究 [D]. 北京：北京邮电大学 ,2016.

[6] L. Li, N. Deng, W. Ren, et al. Multi-Service Resource Allocation in Future Network With Wireless Virtualization[J]. IEEE Access, 2018: 53854-53868.

[7] S. Xu, P. Li, S. Guo, et al. Fiber-Wireless Network Virtual Resource Embedding Method Based on Load Balancing and Priority[J]. IEEE Access, 2018: 33201-33215.

[8] 谌薇 . 虚拟化无线接入网的优化控制研究 [D]. 成都：电子科技大学 ,2017.

[9] P. Han, Lei Guo, Yejun Liu. 2017 19th International Conference on Transparent Optical Networks (ICTON) July 2-6, 2017[C]. IEEE.

[10] 王晓雷 . 5G 网络切片的虚拟资源管理技术研究 [D]. 郑州：中国人民解放军战略支援部队信息工程大学 , 2018.

[11] 陈旻 . 面向移动医疗应用的医疗大数据关键技术研究 [D]. 北京：北京大学 , 2014.

[12] 王亚东 , 关丽征 , 彭迎春 , 等 . 我国院前急救医疗体系中存在的问题及立法的必要性 [J]. 中华医院管理杂志 ,2007,23(12)：799-802.

[13] 王亚东 , 吴优 , 关丽征 , 等 . 院前急救医疗服务模式分析 [J]. 中华医院管理杂志 , 2007,23(12): 802-805.

[14] 翟运开 , 孙东旭 , 蔡蠡 , 等 . 医院院前院内急救一体化模式探讨 [J]. 医学信息学杂志 ,2014,35(4): 20-24.

[15] 农智红 . 二十世纪以来我国远程医疗技术演变过程及发展趋势研究 [D]. 武汉：中国地质大学 (武汉),2007.

[16] 中华人民共和国国务院 . 国家中长期科学和技术发展规划纲要 (上)[J]. 中国集成电路 ,2006,15(3): 1-17.

[17] 耿晓燕 .IEEE 802.15.6 MAC 协议及频谱分配策略研究 [D]. 西安：西安电子科技大学 , 2013.

[18] 刘森 . 用于慢病管理的网络化健康信息技术：第 6 届中国健康产业论坛暨中华医

学会健康管理学分会第三届年会论文集 [C]. 2009: 67-70.

[19] 普天集团 . 无线物联网中的无线医疗业务产业化研究报告 .

[20] 中国医学科学院 . 农村三级医疗卫生服务网对无线物联网的新技术需求分析报告 .

[21] 工业和信息化部 . 无线物联网适用于数字医疗和电子健康档案等新型应用的关键技术研究报告 .

第五章　医疗健康信息学

5.1　医学信息学的概念

医学信息学（Medical Informatics, MI）是一门涉及医学、卫生保健学和信息科学等学科的交叉学科。医学信息学包含生物信息学、药物信息学、公共卫生信息学、医学图形信息学等子领域。

作为一门新兴的交叉性学科，医学信息学的主要任务有两个方面，第一是利用信息科学的方法和技术来研究和优化医学信息的获取、传输、存储、检索和应用；第二是利用统计学、数据分析、机器学习等方法，分析和解释实际的医学现象，进而推动医学的进步和发展。

近年来，随着通信技术、云计算、大数据、物联网和人工智能等信息技术的迅猛发展，众多有价值的医学信息学研究成果不断涌现，并进一步加快了数字医院、区域医疗、远程医疗、移动医疗、医疗物联网、健康医疗云、健康医疗大数据等新兴应用的发展,极大地推动了以电子病历为核心的医院信息平台、以电子健康档案为核心的区域医疗卫生信息平台和以"互联网＋"为核心的健康医疗等的建设和发展。

5.2　医学信息学的主要研究方向

如何利用信息技术更好地为医疗机构的医疗、教育和科研服务，已经受到相关行业人员越来越多的关注。医学信息学在医学教育和科研领域获得重大成果的同时，也逐步渗透到健康医疗、生物医学等诸多领域。

5.2.1　互联网下的新型医疗服务模式

在数字信息时代，随着技术的发展、互联网的覆盖和智能终端的普及，涌现出远程医疗、电子健康医疗、移动医疗、互联网医疗等新型服务模式。利用互联网、物联网等相关技术，可以有效地提高医疗效率，扩大医疗保健的影响范围，激励医疗行业的从业者及患者，同时改善护理质量，实现护理个性化。将互联网下的医疗，结合远程医疗的特点，将医疗保健人员和利益相关者连接起来，以患者为中心，为其提供个性化的医疗服务。医疗物联网最大的优势是使医疗服务不受地理位置的影响，有利于缓解医疗资源分布不均衡和人们日益增加的健康需求的矛盾，这些医疗模式以患者为中心，为其提供个性化医疗服务，同时患者也可通过互联网获取健康信息资源，提高管理自身健康的能力。

5.2.2　面向医学信息学方法研究

对医学信息的高效传输方法进行的研究是以移动互联网、物联网等技术为基础，以医疗卫生的实际场景为需求进行的。

针对医疗数据的特性，需要研究如何利用科学的方法，从结构化和非结构化的数据中提取相关的知识，面向电子病历、基因数据、医疗影像等不同类型的数据，开展自然语言处理、机器学习、数据挖掘等方面的研究。研究重点是利用这些数据处理技术从医疗大数据及数据库中发掘有价值的信息，辅助临床决策。例如：利用数据挖掘技术构建临床护理推荐系统；将自然语言处理的语义相似性算法集成到患者安全事件报告系统，通过比较事件间的相似性和模式，从历史案例中获取经验，找到新案例的解决方案，降低不良事件的复发率。

5.2.3　基于电子病历的临床信息学和临床决策研究

临床信息学（Clinical Informatics，CI）是医学信息学的一个重要分支。为全面提升医院管理、医疗决策和诊疗水平，构建以电子病历为核心的医院信息平台已经成为医院现代化建设和发展的关键，也成为临床信息学研究和应用的重点。

电子病历是指用电子设备（计算机等）保存、管理和传输患者在医疗机构就诊过程中产生的检查记录、治疗方案等各种诊疗信息，取代了手写纸张病历，其在改进诊疗质量、提高医疗效率和辅助诊疗决策等方面具有重要作用。

近期研究的重点是以电子病历为核心，在医院信息平台上利用电子病历的数据，创建患者特异性的临床病情摘要；基于电子病历大数据，研究患有特殊疾病患者的护理，并在资源有限的情况下，对护理资源进行调度，提高护理效率和质量；建立面向不同危险因素的提醒预警模块，有效降低突发事件的发生率等。

5.2.4　卫生信息系统评估研究

卫生信息系统的主要目标是提高卫生服务效率，改善卫生服务质量。为实现这一目标，应不断评估卫生信息系统的服务功能，进而对其服务功能进行改进和完善。

近期的研究重点是基于大数据和人工智能技术，面向卫生管理和服务部门，研发疾病预防控制信息系统、卫生监督信息系统和卫生应急指挥系统。

5.2.5　生物信息学的研究

生物信息学是融合信息科学和生物科学的新兴交叉学科，是医学信息学研究的重要分支，已经逐步发展成为医学和现代生物学领域的关键技术。

生物信息学的主要任务在于收集、整理、存储和管理生物分子数据；开发生物分子序列比对工具、基因识别工具、生物分子结构预测工具、基因表达数据分析工具；研发面向生物数据的数据分析和知识发现的工具和系统。

5.2.6　基于电子健康档案的区域卫生信息系统研究

居民电子健康档案记录人从出生到死亡整个过程产生的所有与健康相关的信息。开展居民电子健康档案建设，是深化医疗改革、建立实用共享的卫生信息系统，促进实现基本公共卫生服务均等化的必要前提和重要手段。

通过基于电子健康档案的区域卫生信息系统研究，开展区域卫生的现状及影响因素分析、相关卫生信息技术研究及其在医疗保健领域的应用。搜集急症护理人员日常工作中积累的经验，经过护理信息学专家确认经验的有效性和可靠性，将这些经验数据作为今后护理工作的指导。将区域卫生信息平台应用到慢性病的护理中，定性评估相关的干预手段对护理过程或临床结果的影响，着力提高患者的依从性，改进护理质量。并将电子健康档案应用到基本的公共卫生管理中，如慢性病、儿童健康管理等。

5.2.7　医学信息标准和安全体系研究

医学信息标准和安全体系是医疗卫生机构极为关注的问题。医学信息标准是指在信息化建设过程中信息采集、传输、交换和处理等各个环节的各类规范和行为准则；医学信息安全体系的建设，则是确保在网络环境中医学信息安全的关键。

国际上著名的医学信息标准包括国际疾病分类（International Classification of Diseases，ICD）、医学系统命名法（Systematized Nomenclature of Medicine, SNOMED）、诊断相关组（Diagnosis Related Groups，DRG）、通用过程术语（Current Procedural Terminology, CPT）等。

医学信息安全体系，除了保护信息系统的安全外，目前的研究主要集中在面向医学信息发布的个人隐私保护、面向隐私保护的医学信息数据挖掘方法的研究等。

5.2.8　面向"互联网+"医疗的研究

随着移动通信、物联网、云计算、大数据、人工智能等新一代信息技术的涌现，它们与医学信息学紧密结合，产生了移动医疗、远程医疗、物联网医疗、医疗健康云、医疗健康大数据、智能医疗等应用，这些应用相互交织，进一步激发了相关领域关键技术的研发。这些关键技术包括，基于5G的移动接入技术研究；面向移动医疗终端的人机交互技术研究；面向移动医疗终端的节能技术研究；移动网络安全技术研究；基于智能穿戴的医疗健康信息推送服务技术；基于医疗大数据的疾病诊疗技术研究；面向医疗影像的疾病智能诊断技术等等。

5.3　医学信息学的发展趋势

从医学信息学的发展历史来看，医学信息学的发展离不开技术的进步和应用的拓展。医学信息学的特性和医学的实际需求为医学信息学关键技术的研究提供了数据；同时相关技术的突破也为医学的发展提供了可靠的工具和方法。医学和信息技术两者之间相互促进、交叉融合。信息技术促进了医学研究方法的进步，医学研究方法的进步为信息技术的开发和应用提供了理论保障。

医学信息学的发展依赖于新技术的发明和新应用领域的开辟，相比之下，在未来一段时间新应用领域的开辟将会起到关键作用。医学信息学最早应用于基础研究、临床实践、医院管理，现在扩展到区域卫生信息系统和国家卫生信息网络。未来医学信息学的应用方向可能更多地趋向于新功能的实现，例如更加智能的健康服务网络等，与此同时，普通大众将成为主要的服务对象。

可以预见，不久的将来，医学信息学将在医院管理、教学和科研，疾病的预防、诊断和治疗等方面发挥巨大且不可替代的作用，并将带动整个医学界的革新。尤其在"互联网＋"医疗健康、移动医疗健康、医疗健康大数据、智慧健康养老、智能医疗等领域取得积极的进展。

第六章　未来研究的重点

移动医疗物联网将成为平衡医疗资源，缓解我国存在的"看病难、看病贵"问题的有效手段。为此，我们要对物联网技术不断地进行深入研究，以切实解决患者的健康问题，提升医院服务水平。在本章中给出了医疗物联网未来的研究重点和相关建议，希望能对物联网的发展起到促进作用。

为迅速提升我国的创新能力和移动医疗的服务水平，我们提出一些与移动医疗相关的建议，包括通信和信号处理技术的研发和系统的构建等。

6.1 医疗物联网与人工智能的结合

与健康相关的人工智能（Artificial Intelligence, AI）应用的主要目的是疾病的预防和治疗。将 AI 应用于电子健康记录的大数据分析，以进行疾病预防和诊断。国内外各大医院正在寻求通过 AI 的使用来降低成本、提高患者满意度、满足人员配备和劳动力需求。目前，美国政府正在投资数十亿美元，促进医疗保健领域人工智能的发展。

人工智能的另一个重要应用领域是医疗物联网，它可帮助收集各类医疗数据。基于人工智能的软件甚至可以通过感知症状来检测疾病，例如，在短时间内检测出肺癌、乳腺癌和脑卒中。各种人工智能算法可以帮助医生分析核磁共振成像、X 射线和电子计算机断层扫描等医学图像，来诊断特定疾病。外科手术机器人通常也被用于执行高度复杂的外科手术。

6.1.1 智能电子病历

电子病历对于医疗保健行业的数字化和信息传播至关重要。现在，约 80% 的医疗行业使用电子病历，未来可以利用人工智能技术来解释病历并为医生提供新信息。例如，脊髓灰质炎和小儿麻痹症二词的含义相同，但是医生可以根据个人喜好使用，人工智能整合了这些差异，使得患者了解到这两个词语义相近。人工智能还可识别医生处方中多余的短语，保留有效信息，更易于患者阅读。

除了对电子病历进行内容编辑外，人工智能还可以通过评估单个患者的病历来预测疾病的风险。一种通用的人工智能算法是基于规则，该算法接收大量数据，并创建一组规则，将特定的观察结果与已确定的诊断联系起来尝试预测他们将患有某种疾病的可能性。由于这种算法是基于大量的数据来评估患者的，因此它们可以找到任何未解决的问题来引起医生的注意。由 Centerstone 研究所进行的一项研究发现，人工智能根据电子病历做出的预测模型在预测个体化治疗反应方面已达到 70% ～ 72% 的准确性，随着健康记录数量的增加，医生没有足够的能力来手动处理这些数据，AI 可以帮助医生治疗患者。

6.1.2　智能医疗诊断

疾病的诊断是最具挑战性的过程，对于医务人员来说，这是非常关键的，诊断过程可能非常烦琐且复杂，为了使诊断的不确定性最小化，医生会收集经验数据以确定患者的疾病。对医生而言，根据各种参数对疾病进行分类是一项复杂的任务，当前，在医学领域 AI 可以帮助医生准确诊断各种疾病。基于规则的人工智能算法，提供了一系列的 if-then 规则，可作为决策支持系统；人工神经网络（Artificial Neural Network, ANN）可以快速提供有关医疗保健的决策，其中系统可以收集数据并解释数据；深度学习是机器学习的一个子集，被用于医学领域，以协助医生检查疾病。

现阶段，人工神经网络在皮肤病、糖尿病、乳腺癌、心脏病、肝癌甚至在新型冠状病毒肺炎等疾病的诊断方面有了很大的进步；使用深度学习检测到的慢性病的准确性更高，将深度神经网络建模用于诊断乳腺癌的方法[1]，其结果的正确性比以往的方法高出 99%。

新型冠状病毒肺炎是一种传染性病毒，当感染者咳嗽、打喷嚏时，它产生的飞沫会传播给其他人。深度学习辅助模型可以有效地帮助检测新型冠状病毒肺炎病情，它包含数据扩充、预处理、I 期和 II 期深度网络模型设计四个阶段，该方法已获得 97.22% 的准确率。

6.1.3　智能家庭医护系统

人工智能可以通过传感器协助远程护理患者，可穿戴设备可以对患者进行持续监测，并将生理参数与其他方式收到的数据进行比较，可在需要注意时提醒医生。

在全球范围内，由于不依从引起的药物负担估计每年为 6000 亿美元，并且与慢性病相关的疾病发病率在提高，住院费和急救费用也急剧增加，因此，药物依从性也是亟待解决的重要问题。智能药丸专家系统（Smart Pill Expert System, SPES）[3] 是一个安全高效的药丸分配专家系统，旨在为个人和机构提供服务，确保患者在给定期限内遵循医疗处方。借助适当的传感器组，该系统可确保患者在合适的时间服用正确的药物，从而减轻不依从药物带来的额外经济负担，并提供高效、及时的医疗保健。部分用户，尤其是 60 岁以上的老年人往往对电子产品的使用存在困难，为此，SPES 引入了基于 AI 的交互式聊天机器人，可以响应用户的查询和请求，提醒用户服药，也可以在没有看护者的情况下与患者交流。

IntelliDoctor[4] 是基于人工智能的个人医疗助手程序。此交互式程序根据用户输入的症状进行分析，并做出诊断，生成治疗方法和建议。在诊断过程中，该应用程序会结合用户信息，例如他们的性别、体重、过敏史、所处地区等，询问用户可能忽略的其他症状。该应用程序使用数千个具有临床记录、出院摘要、处方等信息的真实案例进行训练，使用 NLP 进行信息提取，采用基于朴素贝叶斯分类器和其他先进的人工智能技术，学习了广泛而深入的医学基础知识。除文本输入外，该应用程序还内置了智能语音助手，可使用自然语言理解（Natural Language Understanding, NLU）来理解人的语音响应。该应用程序配备了语音激活紧急求救信号触发功能。在紧急情况下，它会触发求救信号并向朋友、家人发出警报，告知患者有关的详细信息。除此之外，该应用程序还可以跟踪用户的健康活动，例如步数、睡眠、心率等，并综合考虑用户的年龄、性别、位置、既往病历和卡路里摄入量等参数，向用户定期显示其健康报告。

基于人工智能的个人医疗助手，可以个性化评估用户的健康状况，通过健康监测实现疾病预防，消除大部分重复性很高的工作，提高诊断效率，降低成本，为预防性护理创造前所未有的机会。

6.1.4 基于医疗物联网的智能医疗系统

智能医疗系统是利用可穿戴设备、物联网和移动互联网等搭建的健康系统平台，在该平台上用户可以轻松地查询信息。[5] 智能医疗系统的参与者包括医务人员、工作人员、医院和研究机构。智能医疗系统涉及的信息技术有物联网、移动互联网、云网络、大数据、5G 和人工智能等以及不断发展的生物技术。

智能医疗系统分为四层[6]，如图 6-1 所示。这些层从个人生理参数的收集，到数据存储，再到医生的可视化分析。患者通过医疗物联网可以看到他们的整体健康状况。随着植入性医疗器械的最新发展，可穿戴医疗设备与智能医疗系统共享相同的体系结构，令物联网包含的范围更加广泛。

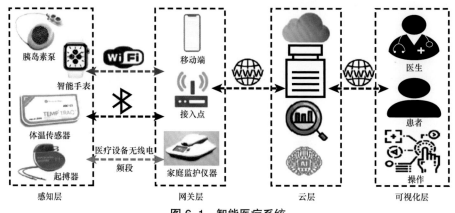

图 6-1　智能医疗系统

（1）感知层。该层由一组小型的植入式或磨损式传感器组成，利用人工智能技术采集传感器信号，收集患者的生理参数，这些数据通过无线协议（例如 Wi-Fi，蓝牙）传输到网关层。

（2）网关层。该层中的设备可以是患者的智能手机或专用接入点，它们通常比传感器功能更强大。它们可以执行一些预处理操作，例如验证、短期数据存储和基于 AI 的简单分析。另外，它们通过网络将传感器数据发送到云层。

（3）云层。云层负责从网关层获取数据，以进行存储、分析和安全访问。该分析包括数据处理，可以发现患者健康的任何变化并将其呈现给医生或患者，以采取进一步的行动。密钥生成服务器（Key Generation Server, KGS）负责为各种系统节点生成 ID 和密钥，可以从该层远程管理和控制对传感器的访问。

（4）可视化层。在这一层中，将数据提供给医生和患者以跟踪其健康状况。该层还包括医生根据患者的健康状况建议采取的措施，包括开处方或调整各种药物的剂量。

基于人工智能的智能医疗系统包含多项智能技术：

（1）信号智能处理。传感器产生的数据可以使临床医生更快、更可靠地识别危急情况，并帮助患者更多地了解其症状和未来的治疗方案，而人工智能的应用可以对传感器产生的数据进行更好地分析。

（2）医学信号智能融合。仅依靠一种类型的医学信号可能无法满足对某种疾病的完整诊断的要求。在这种情况下，可以部署多模式医学信号以进行更好地诊断。这些信号可以在不同级别上融合，包括数据级别、特征级别和分类级别。在融合信号时，可能会遇到许多挑战，包括从不同传感器获取信号时的同步、数据缓冲、特征归一化和分类融合。研究表明，基于深度学习的多模式深度学习往往能取得较为理想的效果。

（3）基于边缘计算和云技术的智能医疗。在深度学习和无线局域网技术的背景下，随着人工智能和机器学习算法的发展，智能医疗系统正在发生革命性的变化。由于许多业务对时延、准确度有着苛刻的要求，边缘计算和云技术被引入智能医疗系统中，在边缘端实现低时延业务处理，在云端实现大规模运算，从而大大提升智能医疗系统的运行效率。

（4）医疗保健中的安全性。医疗数据的安全性在智能医疗系统中非常重要，患者的隐私数据泄露会对其日常生活造成严重影响。而基于人工智能的智能加密传输、伪造监测、用户异常行为监测等技术，可以大大提升数据安全性。

6.1.5　现有研究和平台

大型医疗公司合并的趋势是允许更大规模的医疗数据被访问，这为实现AI算法奠定了基础。

在医疗行业中利用人工智能的重点很大一部分是在临床决策支持系统。随着收集到更多的数据，机器学习算法会适应并允许更多的响应和解决方案。许多公司正在探索将大数据纳入医疗保健行业的可能性。数据评估、存储、管理和分析，这些都是医疗保健行业的重要组成部分。以下是为医疗保健中的人工智能算法做出贡献的大型公司的示例。

IBM 与 CVS Health 合作，将人工智能用于慢性疾病治疗，并与强生公司合作对论文进行分析，以寻找新的药物开发的可能性。2017 年 5 月，IBM 与伦斯勒理工学院（Rensselaer Polytechnic Institute, RPI）建立了新的"分析、学习和语义支持的健康中心"的联合项目，以探索使用人工智能来帮助人们了解并改善自己的健康状况。

微软的汉诺威项目与俄勒冈健康与科学大学的奈特癌症研究所合作，对医学研究进行了分析，以预测对患者最有效的癌症药物治疗方案。其他项目包括研究肿瘤进展的医学图像分析和可编程细胞的开发。

英国国家医疗服务体系（NHS）正在使用谷歌的 DeepMind 平台，通过移动应用程序收集的数据来检测某些健康风险。NHS 的第二个项目涉及分析从 NHS 患者那里收集到的医学图像，以开发计算机视觉算法来检测癌变组织。

腾讯正在开发多种医疗系统和服务，其中包括人工智能医疗创新系统，这是一种由人工智能驱动的医学成像诊断服务。

英特尔公司旗下的风险投资部门，最近投资了初创公司 Lumiata，后者使用人工智能来识别高危患者并开发护理方案。

Kheiron 医疗开发深度学习软件来检测乳腺癌。

Fractal Analytics 孵化了 Qure.ai，该公司专注于利用深度学习和 AI 来加速分析诊断 X 射线。

Neuralink 提出了下一代神经假体，它与大脑中成千上万的神经通路错综复杂地对接，通过外科手术机器人将一块大约四分之一大小的芯片插入大脑，以避免意外伤害。

巴比伦健康（Babylon Health）的掌上医生 GP at Hand 应用程序使用了人工智能技术，根据个人病史和公共医学知识进行医学咨询。用户将症状报告到应用程序，该应用程序使用语音识别与疾病数据库进行比较，然后，应用程序会根据用户的病史提供建议。

我国的人工智能科技公司科大讯飞推出了服务机器人"小曼"，该机器人集成了人工智能技术，可以识别注册客户并在医疗领域提供个性化推荐。它也适用于医学成像领域。优必选科技有限公司和软银机器人（Softbank Robotics）公司也正在制造类似的机器人。印度的创业公司 Haptik 最近开发出一种 WhatsApp 的聊天机器人，可以回答印度新型冠状病毒肺炎疫情的相关问题。

6.2　移动医疗物联网标准化推进建议

由于移动医疗物联网属于交叉学科，跨通信与医疗两个领域，因此在标准化推进方面需要同时考虑医疗和通信两个领域，从而实现标准的融合研究制定。

根据前面的介绍，医疗和通信行业都在做相关的标准，但各自标准制定的侧重点有所不同，通信行业注重健康监测等医疗业务对通信网络的要求和优化等，而医疗行业的标准更加注重医疗内容、数据等相关标准的制定，由于两者之间缺乏相应的沟通机制，因此造成移动医疗物联网的标准呈现在各自领域独自发展的趋势。在通信领域，因为移动医疗物联网缺乏总体规划，且对医疗需求获取渠道不足，造成其发展速度较慢；而在医疗领域，因为对通信技术等了解不足，也造成其无法与通信系统衔接。

为了积极推动移动医疗物联网标准的制定，需采取分阶段推进的方式来进行。

（1）第一阶段：加强行业交流，促进专项成果推广。

目前，通信和医疗在各自的领域都取得了长足的进步，在通信领域，随着智能终端的普及，用户能使用更多的移动应用，享受更快的网速，获得更好的用户体验；在医疗领域，医疗技术也呈现日新月异的发展，各种药品、治疗方案等层出不穷，医疗器械向高、精、尖方向发展。近年来随着医疗信息化和物联网的发展，两个领域逐渐呈现出交叉趋势，通信技术逐渐地渗透到医疗的各个领域，给予两个相关领域的研究相互结合的动力。

由于通信和医疗是两个专业性比较强的领域，其各自技术和标准制定人员对对方领域的了解并不是很多，而且整体缺乏交流，因此造成移动医疗物联网呈现个性化发展趋势，即针对每个医院的实际需求制订相应的解决方案，系统之间无法相互兼容，导致移动医疗物联网无法大规模地推广。因此需要加强两个领域的合作，扩大交流，共同推动移动医疗物联网的发展。

（2）第二阶段：建立相互交流机制，共同制定各自领域的标准。

目前通信和医疗两个领域都在进行各自标准的制定，并陆续发布了一些标准，为了实现移动医疗物联网标准的整体规划，需要对现有医疗和通信领域的相关标准进行分析，主要对现在各自已有的标准、标准制定内容、各自的标准规划以及需要双方合作的标准等方面进行分析研究，为未来各自制定标准建立基础。

基于前期对标准现状和需求的分析，首先在各自领域进行相关移动医疗物联网标准的制定，由于各自领域标准制定现状的不同，需要分别进行标准的规划和推进。

在医疗领域，首先要进行标准的重新梳理，分析哪些标准需要和通信领域进行合作制定，哪些标准是由自己制定。对于需要和通信领域合作制定的标准，通过与中国通信标准化协会（China Communication Standard Assoiation, CCSA）合作等方式，邀请通信界的相关专家来共同制定。

在通信领域，需要根据标准现状的分析，进行通信领域移动医疗物联网相关标准的统一规划，通过医疗领域的交流平台加强双方的交流，了解医疗需求，从而使标准的规划和制定更具有针对性。通信领域的标准可以从以下几个方面着手进行制定：

① 移动医疗物联网场景分析。这部分是整个标准制定的基础，它需要对移动医疗物联网的需求和应用场景进行分析，明确现有通信系统优化的方向。

② 移动医疗物联网总体技术要求。需要明确移动医疗物联网的总体架构以及各部分的功能，确定通信系统需要支持的各种功能及现有系统化方向。

③ 移动医疗物联网设备及接口标准。这部分主要包括设备技术要求、测试方法和接口技术，明确通信系统为支持移动医疗物联网所需各设备的功能以及相应的接口协议，并明确互联互通方案和测试方法，保证相关设备和接口的标准化。

④ 移动医疗物联网的安全性标准。保障系统能够正常运行的重要因素，主要包括移动医疗物联网标识和安全。未来随着移动医疗物联网的推广，将会有越来越多的设备进入网络中，为了更好地标识、访问这些设备，需要对相关的标识技术进行研究和标准化。移动医疗物联网由于要传送许多医疗数据和个人信息，因此需要保证数据采集、传输和使用的安全，这就对整个系统的安全能力提出要求，需要对系统所使用的安全技术、架构等进行研究和标准化。

（3）第三阶段：国家统一标准的制定。

经过前两个阶段，通信和医疗两个领域相互了解和渗透得更加深入，且两个领域各自行业标准的制定和推广，为相关国家标准的制定奠定了基础。因此可以在同一平台下，由两个领域的专家共同制定移动医疗物联网的国家标准。

6.3　健全网络

1. 构造符合医疗应用的虚拟网络

虚拟网络是一种基于异构网络联通的逻辑通道，并且实时保证服务质量（服务带宽和时延）。由于因特网发展迅速，无线信息传输主要由 IP 协议承载。虽然，第三代和第四代无线通信协议均有服务质量分类，然而世界上多数运营商尚未实际采取相应措施。

由于虚拟网络信息传输将通过不同网络，而每个网络服务质量的动态范围较大，因此必须实时了解各网络当前的状态，以确保医疗（特别是紧急医疗抢救）信息通道的畅通。规范运营商无线网络服务质量，是保障符合应用要求的医疗服务质量的关键。

为达到上述目的，需要研究开发路由器时延分类的传输技术及实际实现程序。

2. 支持多任务／单任务通过多通道／单通道传输协议

它包括云端信息发送的 IP 多址分包，多基站协同传输技术，支持虚拟网络协议。

6.4　虚拟终端

虚拟终端是在异构网络环境下，由网络制式不同、接入网络各异、覆盖范围不同、形式多样的终端设备以自组织方式协同工作组成的系统，形成一个为用户提供智能、高效、优质服务的超级终端。

虚拟终端通过不同的网络接入，利用网络融合和终端设备间相互协同工作，为用户提供单一网络单一终端无法提供的功能和业务，实现终端之间的功能互补和具有不同优势异构网络之间的资源共享；通过网络融合以及终端聚合与重构为用户提供统一的业务，这样用户可以随时获取终端设备、网络状态以及业务的信息，并进行自适应调整，方便用户的管理；利用异构网络融合和终

193

端聚合与重构完成在单网络、单终端下无法完成的业务，同时提升用户体验。

6.5　测试平台

1. 网络测试平台

目前在网络升级和更新换代方面，运营商取得了很多经验和方法，而医疗/健康网络属于一种具有特殊要求的网络，在该网络应用之前，除了需要预测其实际能够完成的功能和服务质量外，还必须考虑它对整个网络的影响。为了实现高效的网络服务，并规避实际网络运营产生的风险，建设一个网络模拟平台，来对实际运营时网络的效率和可能面临的问题有一个预先的优化和估计，从而提高效率，节约开支。

2. 电磁/信息人体安全测试平台

随着移动医疗物联网、无线传感器和体域网络的应用，电磁辐射问题日益突出。虽然，移动网（包括手机大功率）辐射对人体是否造成伤害仍然处在争议之中，然而医疗数据的相互干扰则必须引起注意，例如：心脏起搏器频率是在人体外部通过电磁信号设置的，假肢的动作也是通过电磁信号支配的，如果这些设备接收了错误信号，极有可能对人体造成伤害，严重情况下后果将不堪设想。规范移动医疗设备电磁辐射的数据格式和避免数据干扰，属于安全使用的范畴。

建设电磁/信息人体安全测试平台是保证移动医疗/健康设备可持续发展的重要环节，这些设备必须经过安全测试才能投入使用。

3. 中间件软件测试平台

这里讲的中间件是一种应用于医疗/健康环境的分布式系统的基础软件，是位于应用与各种操作系统、网络和数据库之间的软件。在分布式环境下支持专门的医用或者民用的测试平台。针对医用的特点，要求中间件软件测试平台首先保证医疗服务的优先性能。因此，这些软件主要服从医疗应用场景，测试结果可以作为平台建设的参考。

测试内容包括网络应用的兼容性，与 HIS 网络结合的方式、最终检测方法和检测结果；对医疗标准规范的支持；软件的可管理性及其易用性；普通大数据和医疗大数据的正确性及完整性；数据和网络安全性的测试；软件和应用的可扩展性；集成应用的可配置性；数据处理效率的测试。

6.6　立项建议

6.6.1　项目建议宗旨

根据移动医疗现状和未来发展前景提出项目建议，将围绕医疗服务需求，以推进医疗资源均衡发展为导向，以充分发挥医疗资源的作用及服务于患者为目的，实现实际演示并最终成为基础建设；在高水平应用上突破尖端技术，提升医疗信息化行业的国家竞争能力；结合新型冠状病毒肺炎疫情期间医疗物联网技术发挥的重大作用，特别提出针对紧急或重大疫情的立项建议。

1. 项目布局

为了使专项项目研发成果具有可实施性、可扩展性和可发展性，立项需要加强国家科技项目之间的协同和衔接，尖端技术项目应针对具体应用，并具有前瞻性。应用演示系统项目应基于目前基础设施、产业现状及发展前景，并需要合理的商业运作模式，使得项目成果具有可复制性。项目覆盖电子器件，特别需要解决低功耗电子器件问题，在网络方面，项目结合现状，建设具有更高要求的医疗网络及相应的无线网络，特别需要解决最后一公里的宽带服务问题；在应用演示方面，项目需要结合各种医疗/健康模式、配套信息技术和器件，解决给定服务模式下的软硬件综合能力问题，特别需要解决终端、云端，医务人员和患者之间的信息交互和分等级服务质量等问题。在应急响应方面，项目需要在一定程度上解决对传播性、感染性较强的疾病进行传播范围、感染人数预测的问题，对大量患者患病信息和健康状态的记录问题以及医疗健康机构间的数据统计和协同问题。

此外，项目成果应用还会受到经济形势、社会舆论和法律法规的影响，因此除技术以外，提出一个可以实现的完整建议，需要多方面的协同和讨论。

2. 以应用为导向的创新

如今国际竞争呈现出越来越激烈的态势，我国必须建设成为创新型国家，才能赢得机遇和挑战,项目应在推进医疗信息化方面利用产学研用结合的优势，研究符合无线医疗服务的模式。检验创新成果的标准应该是其在提高医疗效率和惠及患者等方面的效果以及涉及的产业规模和经济效益。此外，可以将对重大疫情的预测和应对能力作为评价项目创新程度的标准之一。

3. 规模发展

一般而言，产业规模与经济效益直接联系，而医疗/健康产业正面临难得的发展机遇，随着人们对医疗/健康的重视程度与日俱增以及人口老龄化发展的严重趋势，项目成果将惠及越来越多的人群。因此，选择合适的研究内容将带动规模化产业。另一方面，伴随着国家经济发展方式的转变、产业结构的转型升级，与医疗/健康相关的信息产业无论从与其他产业的关联性还是独立性上看，都将成为国民经济可持续发展的一个热点。

项目侧重具有规模发展潜力的移动医疗系统，兼顾个别针对疑难杂症的特殊系统。项目应以应用人群的数量、速度、饱和人数和经济指标为量度，评估项目规模化的进展和成果。

最后，实现标准化是规模发展的前提，因此项目应涉及标准化问题。

4. 可持续性和可复制性

一方面，从经济发展角度来看，项目应符合以下特点之一：① 项目是否具有带动经济规模扩大的产业内容；② 项目先进性是否能够带来较高的商业附加值。

另一方面，一个应用项目，必须考虑其商业模式，它需要项目在实践中不断地尝试、不断地修正才会提高适应性和完备性。

每个项目应该综合考虑上述两点，才能真正贡献社会、服务人们，实现其项目价值。

6.6.2　项目系统设计规划和分类

本文建议设计基于服务对象的人群分类服务模式演示系统，医疗/健康对应的人群分类如下：① 突发紧急救治人群，② 重大慢性病人群，③ 社区人群，④ 农村、偏远地区和海岛离散区域人群，⑤ 特殊区域人群，⑥ 感染重大传染性疾病的人群。基于上述服务对象的分类，我们列出了每种人群的特征、移动医疗服务的主要类型、医疗服务对信息交互的需求，并分析了对无线通信服务的要求以及满足该服务的技术挑战。

（1）突发紧急救治人群。

人群特征：以心、脑血管疾病和外科创伤为主。

医疗服务：现场处理和路途中急救，包括：指导自救、指导他救，较为复杂的过程包括：溶栓和远程手术指导。

信息交互：医—患、医—医、医—数据库，业务种类：视频、CT 传输，生命体征（血压、血氧饱和度、心电图，脑电图、脉搏、血脂、眼球震颤、呼吸、超声彩色多普勒）。

服务要求：基于业务种类的宽带和实时要求。

主要挑战：支持符合要求的救护车、高铁、直升机的宽带实时数据传输。

（2）重大慢性病人群。

人群特征：恶性肿瘤、脑卒中、冠心病、糖尿病、肝病、高血压等严重影响生命安全的重大疾病。

医疗服务：病情监测、医护干预，或触发紧急救治模式。

信息交互：药物不良反应信息，生命体征 [心电图、血压、血糖、血脂、脑电图、脉搏、眼球震颤、睡眠、运动状态（偏瘫等）]，报警信息。

服务要求：以非实时上传业务为主；但是报警信息和随后反馈信息则要求可靠地实时传输。

主要挑战：医疗 / 健康及日常监控信息分类或合并处理，无线数据传输和数据库分类；实时可靠的报警信息发送，低功耗无线终端数据处理技术。

（3）社区人群。

人群特征：老龄、妇女和儿童。

医疗服务：① 幼儿保健和孕妇孕期监测。② 老年人意外事故、定位、提醒和记忆辅助、心理辅导与交流。③ 健康和康复饮食营养指导，体育锻炼指导。

服务要求：以实时与非实时业务并重。

主要挑战：医疗 / 健康及日常监控信息分类或合并处理，数据传输和数据库分类；实时可靠的报警信息发送，数据融合技术，无线体域网和无线多功能智能终端，低功耗无线终端数据处理技术。

（4）农村、偏远地区和海岛离散区域人群。

人群特征：医疗知识少，待诊情况较多，村医常规配套不够完备。

197

医疗服务：村医诊疗辅助、群众知识推广、紧急医疗处置。

服务要求：以实时与非实时业务并重，短时突发无线宽带业务。

主要挑战：简单无线终端配置，多功能终端（包括 App）和医用外设，宽带网络资源协调技术。

（5）特殊区域人群。

人群特征：处于重大疫区、辐射区域、灾区和战区人群。

医疗服务：根据不同情况，医疗相对单一，以指导建议和临时医院为主。

服务要求：人体和环境信息密不可分，信息传输以实时为主。

主要挑战：传输信息复杂、自组网技术、信息功能分类技术、宽带实时传输技术。

（6）感染重大传染性疾病的人群。

人群特征：已感染重大传染性疾病或为密切接触者。

医疗服务：考虑到疫情的强传染性，应当以数据统计、数据管理和医疗机构间的协同为主。

服务要求：信息量较大，对信息的实时性要求高，以信息存储和实时业务为主。

主要挑战：大数据的存储、处理和恢复，海量信息的实时传输和更新。

6.6.3　以应用牵引项目立项

本书提出的移动医疗物联网相关项目的建议，分为应用、支持、网络和感知四层，如图 6-2 所示。

1. 应用层

（1）应急移动医疗应用。一部分用户是处于移动紧急救治、移动疫情防控、移动战地医疗、移动灾难救护、高速场景（如高铁、飞机、汽车和轮船）的移动医疗患者，项目主要目的是提供移动环境中，必要的实时宽带数据交换业务，并保证服务质量。另一部分用户是感染重大传染性疾病的患者或密切接触者，项目应主要提供患者个人健康状态和疫情信息统计及更新。

（2）面向区域医疗和城市医院的移动医疗应用。用户为院后随访患者和慢性病病人，项目主要目的在于提高医疗效率，保证医疗质量和医疗安全，减少医疗成本。

（3）面向农村的移动医疗应用。用户主要是居住在农村的人们，项目主要目的在于发展移动远程医疗，扩大医疗覆盖区域，提高医疗服务质量，提高医疗人员素质，减少医疗成本等。

（4）基于个人／家庭／社区的移动健康应用。用户人群主要是妇、幼和老龄人口，项目主要目的在于发展居家监护设备和系统，减轻高负荷工作人员（多数处于中年等）的健康监护、管理和康复等日常工作。

2. 支持层

针对移动医疗物联网应用中存在的关键、亟待解决的共性和个性问题，本书建议开展四个方面的研究。

（1）移动医疗物联网的中间件。采用感知数据汇聚、融合处理的方法，转换不同格式的数据，使之符合数据挖掘和云平台处理软件的输入要求。

（2）移动医疗物联网的标准体系。建立移动数字信号、数据格式标准体系，设置各种传感器信号和数据设备输出标准，实现畅通的跨平台资源共享，应用系统的互操作。

（3）移动医疗物联网的安全架构。在移动医疗应用环境中，研究数据安全架构、安全保障机制和物理层安全方法。

（4）移动医疗／健康平台技术。搭建公共云平台，健全平台之间的通信机制，特别是公共数据平台与各个医院平台的连通性，开发数据脱密软硬件。

3. 网络层

为了适应未来移动医疗物联网应用的快速发展和产业化发展，本书建议在五个方面开展立项布局。

（1）M2M专用网络。面向移动医疗物联网的M2M专用网络体系架构及关键技术，建立临时组网机制。

（2）融合网络。医疗物联网应该是一个基于公网、私有网和自组网的逻辑网，因此需要实现跨网的数据传输，并保证各种服务质量。建议研究开发相应的上层协议，并使得信息传输具有可认证性和可溯源性。

（3）绿色网络。面向海量个人健康数据的发射和接收，对电磁辐射和干扰敏感的医疗装置，必须采取保护措施。

（4）医疗虚拟网络。支持以用户、应用为中心的无线虚拟网络以及软件定义网络的关键技术。

（5）大数据的存储、处理和恢复。在多个节点支持海量数据的存储、处理和恢复以及实时更新，同时支持节点间的数据协同。

4. 感知层

为了适应移动医疗物联网应用中对于生理信息、病理信息、环境信息、管理信息等多种信息的采集需求以及智能终端的大量应用，项目组建议在两个方面开展研究：

（1）无线传感网方面。它包括① 低功耗、低延时专用近距离通信；② IP化传感器组网及操作系统；③ 与生理传感器结合的高频段传感器网络的无线通信技术；④ 基于能量收集的绿色无线传感网技术。

（2）传感器与智能终端融合方面。它包括① 新型的智能感知技术；② 跨终端移动医疗应用体系框架；③ 支持新型智能感知和交互的医疗专用智能手机软硬件平台；④ 生理传感器芯片和软硬件平台。

	应用为中心、用户为中心			
应用	面向区域医疗和城市医院的移动医疗应用：提高医疗效率，保证医疗质量，保证医疗安全，减少医疗成本等	面向农村的移动医疗应用：发展移动远程医疗，扩大医疗覆盖区域，提高医疗服务质量，提高医疗人员素质，减少医疗成本等	基于个人/家庭/社区的移动健康应用：面向重点人群（老、弱、病、残、幼、孕等）以及普通人群（学生、青年人等）以及高负荷人群（中年人等）的移动健康监护、管理和康复应用	应急移动医疗应用：移动紧急救治、移动疫情防控、移动战地医疗、移动灾难救护、高速场景（如高铁、飞机、汽车和轮船）移动医疗患者
支持	① 移动医疗物联网的中间件：感知数据汇聚、融合处理、数据挖掘和云平台处理软件的输入要求 ② 移动医疗物联网的标准体系：移动数字信号、数据格式标准体系 ③ 移动医疗物联网的安全架构：移动医疗应用环境下的数据安全架构和安全保障机制 ④ 移动医疗/健康平台技术：公共云平台的建立			
网络	M2M专用网络：面向移动医疗物联网的M2M专用网络体系架构及关键技术	融合网络：医疗物联网和移动互联网融合关键技术	绿色网络：面向海量个人健康数据的发射和接收	医疗虚拟网络：支持用户、应用为中心的无线虚拟网络以及软件定义网络的关键技术
感知	无线传感网： ①低功耗、低延时专用近距离通信；②IP化传感器组网及操作系统；③与生理传感器结合的高频段传感器网络的无线通信技术；④基于能量收集的绿色无线传感网技术			
	传感器与智能终端融合： ①新型的智能感知技术；②跨终端移动医疗应用体系框架；③支持新型智能感知和交互的医疗专用智能手机软硬件平台；④生理传感器芯片和软硬件平台			

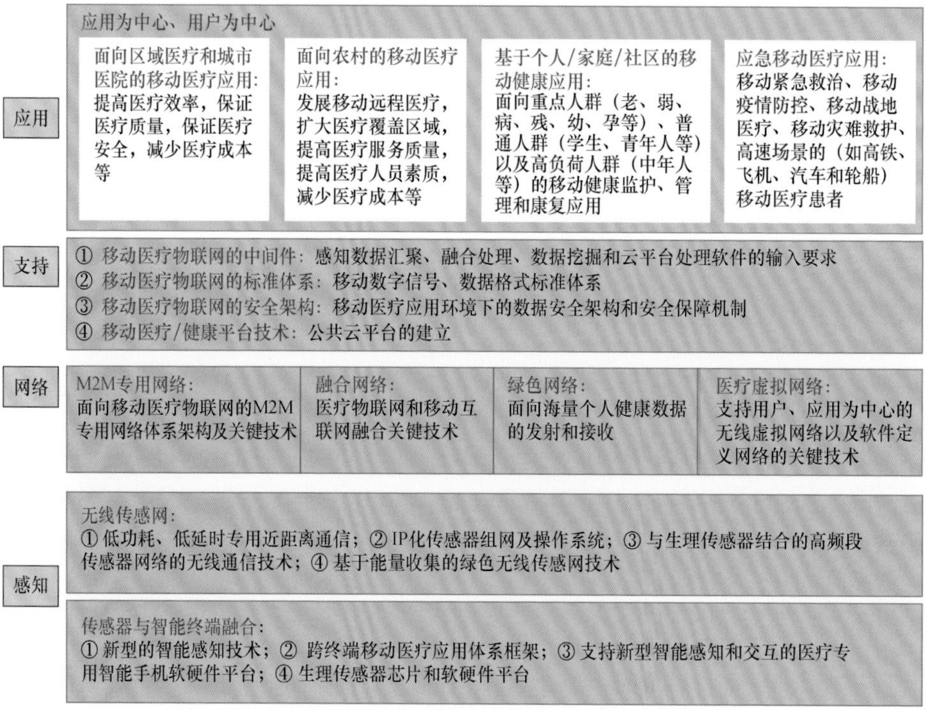

图 6-2 移动医疗物联网的相关项目

6.6.4 共性项目建议

根据以上的项目布局思路，项目组建议在医疗物联网、面向移动医疗和移动健康的网络及支撑、面向移动医疗的业务应用三个具体领域开展多项关键技术的研究和应用示范，解决各个领域中移动医疗和移动健康对于通信技术的需求挑战，为"移动互联网＋医疗""移动互联网＋健康"提供坚实的基础。具体的项目建议分述如下。

1. 医疗/健康网络仿真平台项目

仿真平台功能：

（1）针对各种典型的远程医疗业务，建设专用的仿真平台，验证各个关键技术（如：低时延技术）对网络的要求。

（2）用仿真方法，尝试各种网络切片技术，模拟无线网络的重构，以适配差异化的远程医疗业务流程，观察各业务的服务质量。

（3）仿真平台应该具有医生应用界面、数据输入界面和大数据云平台接口，支持数据的直接接入。

（4）仿真平台还力争与经济学相结合，具有网络建设、网络实施、网络维护的开销和经济效益等功能。

对仿真平台的要求：

（1）从多角度、多侧面评估仿真平台的能力需求，规模性、交互性、复用性，探索科学的建设、运行与演进思路。

（2）建立柔性、可重构的平台架构，以支持多样化、差异化远程医疗业务，如个人健康信息远程监测、视频会诊、远程手术等。

（3）仿真平台是开放的服务平台，将网络、设备与资源映射为服务，使得仿真平台以服务的形式供用户访问与使用。

（4）采用开源软硬件，以协同创新方式建设与运行平台；探索开源模式对仿真平台的建设与运行的作用。

（5）探索仿真平台的自主学习与持续演进能力，以支持诸多潜在的远程医疗应用和网络的灵活扩展。

（6）仿真平台具备对海量数据的处理能力，使得面对重大疫情和灾难时能够辅助医疗工作者及医疗机构作出决策。

项目的补充说明：

与移动互联网业务相比较，远程医疗业务纷繁复杂，需求千差万别，具有丰富的多样性与差异性。面向远程医疗的物联网必须满足各种不同场景（包括诸多潜在应用场景）与需求，而相关需求的差异将会很大。例如，远程手术要求的毫秒级时延，超高清视频会诊需要稳定高质量的传输。而在健康监护中，大量服务需要低功耗、低成本的个人健康信息网络。5G 建设的原则是以服务为目的网络建设。因此，医疗/健康数据是经过公网或者是虚拟网络传输。总之，医疗/健康各种服务要求必须引入定制化网络以满足多样化、差异化的需求。

针对远程医疗物联网的开发门槛高、建设周期长、复用性差等问题，从顶层和共性角度出发，研究远程医疗物联网开放式的网络架构；基于开源软硬件，研发大规模远程医疗物联网仿真系统；打造开放式生态系统，有助于远程医疗物联网技术、设备开发的新模式。

2. 网络共性技术项目

（1）端到端的网络切片。

支撑医疗/健康服务的网络不可能为每一类远程医疗业务定制一个专用的物理网络，这将导致技术与标准的"碎片化"。因此，远程医疗物联网是基于共享的物理基础设施，利用软件定义网络、网络功能虚拟化、网络切片与编排等创新技术，灵活地调配资源、加载网络功能，从而组建一张定制化的虚拟网络，以适配某类特定远程医疗需求。

端到端的网络切片技术是基于一个物理网络，切分出多个逻辑上隔离的虚拟网络，每个虚拟网络服务于一种远程医疗业务，使得网络资源可以根据不同需求灵活动态地进行分配。

（2）支持无线空口的虚拟网络技术。

由于无线信道容易衰落以及频宽容易受限，有线虚拟网络切片受到极大制约，利用传统的载波聚合，资源（空、时和频）分配等方法加以补充是一种有效方法。

在无线信道的情况下，需要研究在资源共享的异构网络中，逻辑信道在多空口（物理信道）上的拆分或组合技术以及切片技术的应用，这种技术应该适应较大的动态范围，并考虑实际流量和总的频谱效率。它们构成一个复杂的局部优化和全局优化问题。

（3）边缘计算与缓存技术。

远程医疗物联网以服务为中心，现有网络对于每个业务的请求都需要从服务器经前传和回传链路向核心数据中心传输，从而导致网络负担以及延时增加。在基站和终端等网络边缘设备提前缓存内容是减小回传与前传以及延时的有效手段。联合优化在网络边缘侧（包括基站、接入点、智能终端、远程医疗设备等）的计算能力与缓存内容设计，结合多种接入手段（包括 4G/5G、Wi-Fi、传感器网络等）与传输技术（如终端直接通信等），并考虑用户的移动性、健康内容动态更新等新的挑战，来提升服务质量，最大化提升远程医疗服务的可靠性。

（4）无线安全认证技术。

（5）分布式节点的数据存储和恢复技术。

面对特大的灾难和疫情，远程医疗网络需要具备针对海量数据的存储和处理能力。在现有技术框架下，虽然大数据存储能够容忍一定程度的数据个体失准，分布式平台具有高效的容错技术，但依旧无法防止数据出错给大数据平台带来的影响，在特大灾难面前，数据的可靠性又显得尤为重要。因此，仿真平台的数据保护、归档等功能越来越重要。

3. 支持无线传感的共性技术

（1）低功耗无线传感技术。

在面向临床医学和大健康的应用中，需要对人体的各种生理参数进行采集和处理，从而可以实施智能医疗服务，其中传感器的轻量级和低负载是涉及用户体验和用户持续应用的关键要素之一，低功耗的无线传感技术研究包括低功耗的信号传感电路、低功耗的信号处理算法和架构、低功耗的无线通信电路；包括物理层和 MAC 层的算法及电路架构研究。这些研究为实现无线传感器的低功耗、标准化的互联互通提供关键技术支撑，为实现医疗物联网在家庭、社区和医院的应用提供基础。

（2）能量收集技术。

目前的低功耗无线传感技术中，特别是可穿戴无线传感设备的能量来源一直是一个影响用户体验和应用的关键因素，一般而言，随着低功耗传感器和无线通信技术的研究，无线传感器所需的能量持续下降，这为能量收集技术在无线传感器的应用提供了可能性，通过研究新型的能量收集技术，包括机械能、太阳能、热能、摩擦能、电磁能等来自用户自身或环境的新型能量收集技术，研究能量的存储技术和管理技术，可以提供无电池供电的自供能无线传感技术和芯片，为新一代的医疗物联网的应用提供了新的应用形态和服务模式。

4. 移动急救网络演示系统

（1）移动健康保健演示系统。

（2）移动特殊环境传感网络系统。

（3）应用专网与公网交互的网络系统。

6.6.5　关键技术项目建议

在医疗物联网方面，项目组按照总体、组网技术、通信技术、节点技术、共性技术和支撑环境分别建议了相关的研究方向，具体如下：

（1）无线医疗传感器网络总体研究及仿真平台。研究无线医疗传感器的总体框架，建立仿真平台，对关键技术的可行性进行论证分析。

（2）基于 IP 的无线医疗传感器网络组网架构及路由关键技术。研究基于 IP，特别是 IPv6 的传感器网络技术，包括组网架构和路由关键技术，并研究相关协议栈技术。

（3）基于 IP 的无线医疗传感器网络专用操作系统。研究面向无线医疗传感器的 IPv6 组网、多传感器数据融合、低功耗应用模式下的专用操作系统。

（4）基于智能终端的无线医疗传感器网络融合与应用体系架构研究及验证。研究智能终端与无线医疗传感器的融合通信和感知计算的体系架构，感知数据融合关键技术研究以及体系架构验证。

（5）与生物传感器相结合的高频段低功耗无线局域网技术研究与验证。研究高频段无线局域网在无线医疗传感器组网中的应用，研究与生物传感器相结合的关键技术。

（6）面向健康监护的低功耗、低延时、近距离通信技术研究与验证。研究面向健康监护的低功耗、低延时、近距离通信的关键技术，包括多种应用模式下的低功耗通信技术，并搭建实际演示验证平台。

（7）低功耗无线医疗传感器核心芯片及片上系统研发与产业化。研究无线医疗传感器芯片的集成化关键技术，满足多模式下无线医疗物联网的多种应用需求，特别是低功耗应用需求，实现传感器芯片的流片，进行产业化演示验证。

（8）基于能量收集的绿色无线传感网节点技术。研究健康监护场景下的无线医疗传感器的能量收集技术，满足无线医疗传感器的绿色应用需求。

（9）无线医疗传感器网络轻量级安全架构与关键技术研究与验证。研究无线医疗传感器的安全架构，研究医疗和监控应用中安全保障关键技术，满足传感器内嵌安全控件的轻量化、集成化的要求。

（10）移动医疗网络电磁频谱监测和安全评估关键技术研究。研究医院环境和家庭应用下，移动终端和无线医疗传感器对于医疗安全的影响，研究安全评估架构和标准中的关键技术。

（11）支持无线医疗传感器应用的中间件平台研发。研究无线医疗传感器应用的中间件架构、平台和关键技术研究，实现无线医疗传感器应用的自适应的自动化集成需求。

（12）无线医疗传感网标准化与测试验证平台。开展无线医疗传感网的标准化研究，产生无线医疗传感网的标准化体系，搭建相关测试验证平台，并进入国际标准立项。

在面向移动医疗和移动健康的网络及支持方面，本书按照网络层、支持层两个类别，在网络层按照 M2M 专用网络、融合网络和绿色海量网络三个方面提出建议；支持层按照资源共享、数据处理和业务平台三个方面提出建议。具体如下：

（1）以用户为中心的移动医疗和移动健康应用的无线虚拟网络架构及关键技术研究。

（2）面向海量个人健康应用的绿色网络和终端关键技术研究。

（3）M2M 专用移动医疗网络体系架构及关键技术研究。

（4）无线医疗物联网与移动互联网的融合网络关键技术及产业化研究。

（5）无线医疗物联网信息统一标识关键技术与标准化研究。

（6）移动医疗网络互操作标准体系研究。

（7）移动医疗服务质量体系研究。针对移动医疗物联网的不同应用，研究异构网络的服务质量体系架构，研究服务质量保障技术。

（8）移动医疗物联网的数据融合应用中间件研究。

（9）移动医疗物联网的数据挖掘及应用中间件研究。

（10）移动医疗公共平台开发环境及工具集研究。

（11）移动健康公共平台开发环境及工具集研究。

（12）移动医疗物联网的安全架构及安全保障关键技术研究。

（13）移动医疗物联网的分布式存储、恢复及协同技术。

（14）面向医院的医疗物联网关键技术研究与设备开发和验证示范。

（15）面向区域医疗应用的移动医疗应用关键技术研究和应用示范。

（16）面向区域医疗应用的移动医疗辅助诊疗应用关键技术研究和应用示范。

（17）移动急救医疗应用关键技术和应用示范。

（18）面向偏远地区的移动远程医疗关键技术研究及应用示范。

（19）面向基层医疗单位的远程教育和远程实习关键技术研究及应用示范。

（20）面向村医诊疗应用的移动医疗装备、系统研究和应用示范。

（21）移动健康管理云平台及专家系统关键技术研究及应用示范。

（22）面向家庭智能监护的远程医疗应用关键技术研究及应用示范。

（23）面向公共卫生管理的移动疫情防控应用关键技术研究及应用示范。

（24）面向抢险救灾场景的移动应急医疗应用的关键技术研究及应用示范。

（25）面向战场救护的移动医疗应用关键技术研究及应用示范。

（26）面向高速场景的移动医疗应用关键技术研究及应用示范。

参 考 文 献

[1] A. M. Abd el Zaher, A. M. Eldeib. Breast cancer classification using deep belief networks[J]. Expert Systems with Applications, 2016,(46): 139-144.

[2] G. Swapna, R. Vinayakumar, K. Soman. Diabetes detection using deep learning algorithms[J]. ICT Express, 2018,4(4): 243-246.

[3] J. E. Pedi Reddy, A. Chavan. AI-IoT based Smart Pill Expert System: 2020 4th

International Conference on Trends in Electronics and Informatics (ICOEI), June, 2020[C]. Tirunelveli, India, 2020, 407-414.

[4] M. Gandhi, V. K. Singh, V. Kumar. IntelliDoctor - AI based Medical Assistant: 2019 Fifth International Conference on Science Technology Engineering and Mathematics (ICONSTEM), 2019[C].

[5] F. Alshehri, G. Muhammad. A Comprehensive Survey of the Internet of Things (IoT) and AI-Based Smart Healthcare[J]. IEEE Access, 2021,(9): 3660-3678.

[6] A. Ghubaish, T. Salman, M. Zolanvari, et al. Recent Advances in the Internet of Medical Things (IoMT) Systems Security[J]. IEEE Internet of Things Journal, 2021,8(11): 8707-8718.